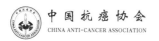

中国抗癌协会
CHINA ANTI-CANCER ASSOCIATION

遗传咨询

中国肿瘤整合诊治技术指南（CACA）

CACA TECHNICAL GUIDELINES FOR HOLISTIC INTEGRATIVE MANAGEMENT OF CANCER

2023

丛书主编：樊代明

主　编：吴　鸣　袁　瑛

U0245042

天津出版传媒集团

天津科学技术出版社

图书在版编目(CIP)数据

遗传咨询 / 吴鸣, 袁瑛主编. -- 天津 : 天津科学
技术出版社, 2023.3
("中国肿瘤整合诊治技术指南(CACA)"丛书 /
樊代明主编)
ISBN 978-7-5742-0921-3

Ⅰ.①遗… Ⅱ.①吴… ②袁… Ⅲ.①遗传咨询
Ⅳ.①R394

中国国家版本馆CIP数据核字(2023)第042302号

遗传咨询
YICHUAN ZIXUN

策划编辑：方　艳
责任编辑：马妍吉
责任印制：兰　毅

出　　版：天津出版传媒集团
　　　　　天津科学技术出版社
地　　址：天津市西康路35号
邮　　编：300051
电　　话：(022)23332695
网　　址：www.tjkjcbs.com.cn
发　　行：新华书店经销
印　　刷：天津中图印刷科技有限公司

开本 787×1092　1/32　印张4.75　字数120 000
2023年3月第1版第1次印刷
定价：56.00元

编委会

丛书主编

樊代明

主　编

吴　鸣　袁　瑛

副主编（以姓氏拼音为序）

蔡红兵　陈益定　龚　侃　　贾淑芹　李　雷　李　艺
辇伟奇　斯　璐　徐　栋　　徐　烨　于津浦　郑　虹
朱　耀

编　委（以姓氏拼音为序）

蔡　明　曹文明　程　伟　　程亚楠　戴梦源　丁　然
董　莉　高晓雨　谷俊杰　　韩　晖　黄　奕　姜　武
李　宁　李炘正　梁　晓　　刘方奇　刘　影　陆劲松
吕　钢　吕　青　欧阳能太　邱建辉　冉　静　孙　婕
唐万燕　田小飞　王　冬　　伍　建　向廷秀　谢　菲
徐小平　许　赟　杨梦园　　杨　升　杨　薇　叶定伟
尹如铁　张　楠　张　琼　　张挺维　郑向前

目录 Contents

第一章

历史沿革

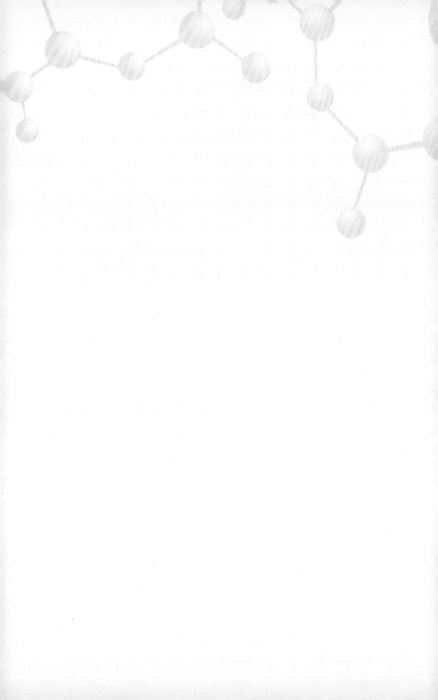

遗传性肿瘤仅占所有肿瘤的5%~10%，群体发病率不高，但携带胚系致病性突变基因的家族成员某种或多种肿瘤发病风险显著增加。对遗传性肿瘤的认识始于19世纪。1895年，Warthin发现一个女裁缝的家族成员结直肠癌、胃癌、子宫内膜癌发病率较高，且呈常染色体显性遗传。1913年，Warthin将该家系称为"癌易感家族"。1967年，Henry Lynch先后报道了8个与其类似的遗传性癌家系，称之为"癌家族综合征"。1984年，Boland将之命名为Lynch综合征。1993年Paivi Peltomaki首先揭示了Lynch综合征的致病位点，表现为错配修复基因（MMR）缺陷、微卫星不稳定（MSI）等，从而确立了分子诊断标准。20世纪90年代中期，鉴定出现遗传性乳腺癌/卵巢癌综合征（HBOCS）的致病基因*BRCA1/BRCA2*基因。2013年，美国影星安吉丽娜·朱莉因检测到携带胚系*BRCA1*致病性突变，选择接受预防性双侧乳腺切除术，两年后又做了卵巢和输卵管预防性切除。自此引发了学界与公众对遗传性肿瘤的关注和争议。

我国的遗传咨询工作最早可追溯至20世纪60年代，主要服务对象是有先天性疾病或出生缺陷的患儿及其家族成员。随着肿瘤遗传学及基因诊断技术的发展，北京、上海、杭州和广州等地相继建立了肿瘤遗传咨询门诊。2017年2月，中国抗癌协会家族遗传性肿瘤协作组在北京成立。2017年第一期肿瘤遗传咨询培训班在北京大学肿瘤医院开班。2018年8月17日，中国抗癌协会家族遗传性肿瘤专业委员会成立，专业涵盖七大癌肿，包括：乳腺癌、妇科肿瘤、结直肠癌、胃癌、肝癌、甲状腺肿瘤、泌尿系统肿瘤。此外，专委会建立了中国家族遗传性肿瘤易感基因数据库网站，编写并出版了《中国家族遗传性肿瘤临床诊疗专家共识》，并通过主办国内外学术会议，举办遗传肿瘤培训班，提供临床诊疗咨询服务，大力促进了这个领域的学术发展，为编写本部《遗传咨询》奠定了基础。

第二章

咨询门诊和团队组建

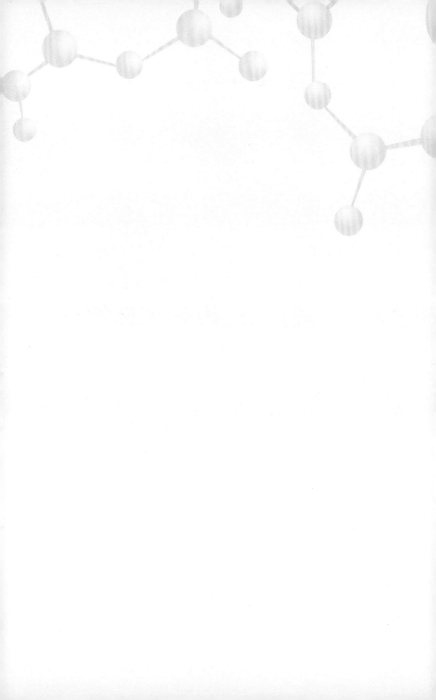

遗传咨询是从遗传学、优生学、公共卫生学、心理学和医学等学科的发展中，逐步成长起来的一种遗传学服务。早在1940年，美国开设了第一个遗传咨询门诊。在我国，医学遗传咨询起步于20世纪60年代初期，最初的遗传咨询往往与优生学相关。在对肿瘤病因的研究中，人们发现，5%~10%的肿瘤是由于显性表达的基因发生突变与缺失直接引起的。然而，更多肿瘤的发生是由于携带了肿瘤易感基因变异的同时接触到致癌因素导致的。基因诊断技术的不断发展与普及，为肿瘤的防治展现了新的前景。尽管遗传性肿瘤仅占全部癌症的5%~10%，但由于高风险家系中常见癌症的发病率较高，为这些患者及家庭提供肿瘤遗传咨询服务，已成为肿瘤预防的重要任务之一。欧美在20世纪80年代，就开设了肿瘤遗传或家族性肿瘤的咨询门诊。国内肿瘤遗传咨询门诊仅在少数单位初步开展。虽然肿瘤遗传咨询是医学遗传咨询的一部分，也需要多个相关团队协作完成，但在许多方面它不同于一般的医学遗传咨询。本章节将针对肿瘤遗传咨询门诊及其多学科团队的设置与运转进行介绍。

一、咨询门诊和团队组建

（一）咨询门诊

开展肿瘤遗传咨询的医疗机构应严格按照国家和省市相关法律法规和文件要求规范设置肿瘤遗传咨询门诊，要求至少具备诊室1间，以及候诊、检查场所；肿瘤遗传咨询的分子实验室必须有足够的空间和必要的实验设备条件，按照国家制定的医学检验实验室设置基本标准执行；至少配备1~2名从事遗传咨询技术服务的临床医师。

（二）咨询人员

（1）从事肿瘤遗传咨询人员：应取得执业医师资格证书，经过遗传咨询相关专业培训；能严格遵守医学伦理的基本原则和相关法律法规的规定，有相关工作经验，具有良好的沟通技能，能正确采集病史、绘制家系图；能识别、诊断常见的遗传性肿瘤，推荐正确的遗传检测方法和项目，对实验室结果进行判读；对个体发病风险与再发风险做出评估；能与咨询者讨论和制定临床管理、家庭风险管理及随访方案；能够提供心理疏导与帮助。

（2）报告签发：具有中级及以上专业技术职称，有生物学或遗传学专业背景，以及从事临床检验、遗传检测的工作经验；了解遗传基因检测的目的、能正确判读实验结果、进行生物信息的分析及签发检测报告，协助遗传咨询临床医师向咨询对象解读检测报告，参与相关疾病的沟通和会诊。

（3）从事遗传咨询的相关人员：应定期接受具有遗传咨询培训资质的机构培训。

（三）多学科团队组织构架

肿瘤遗传咨询门诊应有不同形式的多学科专家的合作，多学科团队由临床工作人员与基础研究人员组成。由于遗传性肿瘤综合征常常涉及多个系统肿瘤的高发风险，也会涉及遗传性肿瘤患者及其家庭成员的后续治疗与管理，因此，肿瘤遗传咨询多学科团队还需要配备病理科医生、心理健康专家、内分泌专家和生殖专家等。

（1）遗传咨询师：国际上专业的遗传咨询师在大学时所学专业多半与生物学有关，毕业后完成遗传咨询师硕士学位的学习，经考核取得遗传咨询师资格。然而国内的遗传咨询仍处于起步阶段，该领域的特定研究生教育非常有限，专业遗传咨询师的任务可由经过专业培训的临床医生担任。遗传咨询师根据遗传学的理论、原理及遗传性疾病的发病规律，针对患者及其家人在婚姻、生育、护理、治疗等方面的问题，提供可行的建议，有助于患者及其家人做出恰当的决策。

（2）临床医师/临床遗传学专家：这些人具有某个临床专业（如肿瘤外科、肿瘤内科、肿瘤放化疗或其他相关专科）的临床医师资格，通常在某个临床领域比较精通，接受过临床遗传学的培训，掌握常见遗传性肿瘤的临床表现、再发风险、检测方法和技术，具有诊断和治疗遗传性肿瘤的知识及经验，可以针对患者的治疗及其家人的预防策略提出个性化的建议。

（3）遗传学实验室的基础研究人员：遗传咨询服务的过程必须有遗传学实验室技术人员的参与。他们除了熟悉相关领域的遗传学理论与知识外，还应该接受过临床遗传学相关实验室技术培训；具备标本采集与保管、无菌消毒、免疫标记检测、风险率分析以及核型分析等相关基本知识和技能。其主要职能包括：①记录收到的用于遗传研究的样本及其可追溯性，直至最终分析；②出具完整的报告，包括整个申请人的数据和要求的基因检测、申请人提供的临床数据、执行的分子诊断技术、获得的结果、结果的临床解释，以及参考来源；③负责基因研究的医师应确认检测者之间的亲属关系和联系地址。

（4）护理人员：从事肿瘤遗传咨询的护士应能够承担常规任务，例如绘制家系图、审查健康人和受影响个体的医疗记录，能对患者进行生理评估、心理教育，具备一定临床处理能力，此外其遗传学知识背景有助于他们在临床工作中发现需要遗传咨询服务的病人。

（5）心理学医生：心理支持必须出现在肿瘤遗传咨询的各个阶段。对于特定情况，需要一名在该领域具有经验的心理学家的介入。

二、咨询流程

（一）咨询对象

一般认为，肿瘤遗传咨询的对象应是所有肿瘤风险增加的人，即由医生转诊和自己决定的咨询者；也有人对肿瘤遗传咨询对象提出如下要求。

（1）在同一个家族中，不同辈分的成员患有多个同种或不同种肿瘤。

（2）发病年龄小，通常在50周岁前或更年轻时发生肿瘤。

（3）同一种肿瘤发生在不同肿瘤相关综合征且呈染

色体显性遗传模式。

（4）同一患者有多种或双侧性肿瘤，如几乎所有双侧性视网膜母细胞瘤都是遗传性的。

（5）十分罕见的肿瘤，如男性发生的乳腺癌。

（6）明确的相关胚系肿瘤基因变异。

凡符合上述条件之一者，就提示增加了癌的遗传易感性，应考虑做遗传咨询。

（二）咨询流程

（1）咨询前准备：初次遗传咨询的主要任务是收集、验证癌症相关家族史，同时了解咨询者的需求，评估他们的心理状态，针对性地介绍相关背景知识。咨询态度要真诚、关切，并承诺对相关资料保密，在交流和开导中初步建立起相互信任的关系，以保证所得资料的可靠性，为遗传风险评估打下良好的基础。

（2）信息采集：采集家族史，对已有的癌症相关家族史资料，应与咨询者全面讨论核实，同时绘制家系图。沟通了解各种相关信息，如咨询者的目的、焦虑水平和原因，对相关知识的理解程度和希望提供的帮助；咨询者家庭成员间的关系和承受的压力，家庭成员对遗传咨询的态度，咨询者回忆、寻求和验证的事实与资料。

（3）风险评估：首先分析整理获得的家族史、医学和遗传学测试资料确立诊断，再根据适合的遗传数理统计模型估算危险度。根据咨询对象家系信息与疾病遗传学特征，对咨询对象及其家系成员的疾病再发风险进行评估。

（4）建议与指导：咨询对象了解疾病状况、遗传方式和再发风险后，遗传咨询人员需提供可以采取的对策、比较各种对策的优劣及其对咨询对象、咨询对象家庭的影响，必要时还需提供适当的心理支持与疏导。

（5）书面报告：标准的遗传咨询门诊应为咨询者提供书面报告，详细地说明咨询的主要内容，如患者的病因分析，家庭成员的患癌风险，以及对预防措施和治疗的建议。这些有助于咨询者对家族性癌风险的理解和防治，也为今后在适当时候向有患癌风险的后代说明时，提供了书面依据。

（6）随访：遗传咨询人员对接受咨询的对象应进行随访，随访信息存档。

三、运行制度及质控要求

建议由医院层面确立，肿瘤遗传咨询门诊及多学科团队的管理制度作为医院常规医疗管理制度之一，建议医疗行政管理部门予以协助和支持。

（1）常规规章制度：包括人员行为准则、岗位职责等。

（2）病史档案及质控制度：使用统一规范的电子化管理系统进行遗传咨询档案管理，并由专员负责资料的录入与管理工作。禁止无权限人员登录、查看、更改咨询对象信息。禁止泄露咨询对象信息，对触犯国家法律者，应承担相应的法律责任。定期组织病史质量检查并做好记录。病史档案资料的管理按照相关规定执行。

（3）随访制度：告知服务对象随访的重要性，预约随访时间；如服务对象未按期随访，应及时追访，并做好随访记录。

（4）信息记录：每月做好本机构开展遗传咨询服务数量与质量相关资料的规范收集、整理与统计分析工作。

遗传咨询服务数量与质量情况、人员持证上岗及服务能力、病案管理规范性、信息上报及时与完整性、服务对象满意度、遗传疾病检出率与规范管理率等应做到有案可查。

实验诊断技术

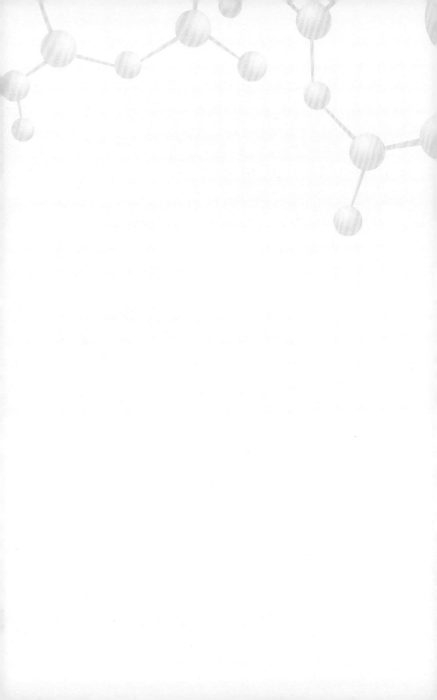

大多数的遗传性肿瘤呈家族聚集性存在，但并非所有呈家族聚集性的肿瘤都是遗传性肿瘤，部分存在胚系突变的肿瘤患者呈散发或者老年发病。因此，实验室诊断，尤其是遗传学检测是遗传性肿瘤的诊断中非常重要的一个环节。

遗传性肿瘤的实验室诊断包含以基因分子检测为主的遗传学检测和以组织学检查、免疫组化检查为主的病理学检测。病理学检查是肿瘤诊断的金标准，不仅是获得确诊的重要方法，还能为进一步分子检测提供确实可靠的组织材料，对指导临床治疗方案的确定和判断肿瘤的预后均具有十分重要的价值。随着测序成本的下降和精准高效，分子病理诊断在遗传性肿瘤诊断中的作用越来越重要。

肿瘤是一种多基因疾病，肿瘤遗传基因的分子检测对遗传性肿瘤患者的确诊和肿瘤高危人群的筛查有重要价值。已知的遗传性肿瘤基因包括与家族性腺瘤性息肉病相关的 APC 基因、与遗传性乳腺癌/卵巢癌相关的 *BRCA1/BRCA2* 基因、与 Lynch 综合征相关的 *MSH2/MLH1/MSH6/PMS2/EPCAM* 基因等。此外，遗传性肿瘤患者除了存在胚系致病性基因突变以外，还存在体细胞基因突变。体细胞突变在肿瘤的临床诊断、个体化治疗、预后等方面也具有重要参考意义。

一、实验诊断技术

遗传性肿瘤的遗传学检测主要在有资质的分子遗传实验室开展。检测项目包括肿瘤基因变异、单基因遗传病、线粒体遗传病、染色体重组重排、染色体非整倍体无创产前诊断等。检测手段包括聚合酶链式反应（PCR）及其衍生技术、多重连接依赖的探针扩增技术（MLPA）等，常用的方法包括实时荧光定量PCR（qP-CR）、数字PCR（dPCR）、MLPA、PCR-Sanger测序、二代高通量测序技术（NGS）等。

（1）qPCR是在PCR反应体系中加入不饱和的荧光染料，基于荧光染料与DNA双链结合发出的荧光信号的动态监测对目的基因的PCR产物进行定量分析。qPCR技术具有检测成本低、灵敏度高、特异性较强及定量准确等优势，但只能对已知的基因序列进行检测，且检测特异性高度依赖溶解曲线，无法对基因分型和基因变异进行精准检测，且对低丰度目的基因检测灵敏度和准确性较低。数字PCR是最新的定量技术，基于单分子PCR方法来进行计数的核酸定量，是一种绝对定量方法。优点是能够绝对定量、样品需求量低、高灵敏度、高耐受性，但数字PCR系统存在成本高、通量有限、操作烦琐等不足，临床应用范围有限。

（2）MLPA是中等通量检测多个DNA位点的分子生物学技术，是一种多重PCR技术。MLPA能同时探查多达50个基因组DNA位点的拷贝数目异常，最少甚至能区分一个核苷酸的序列差异，非常适合中等通量DNA序列检测。MLPA可用于遗传性乳腺癌/卵巢癌和家族性腺瘤性息肉病的早期诊断，还可用于其他肿瘤早期筛查及预后判断，如HER-2变异型乳腺癌、EGFR变异胶质瘤、多发性神经纤维瘤等。

（3）NGS是一种短读长的测序模式，检测灵敏度高、测序通量优势明显，可短时间内对几十种至上万种基因（甚至全基因组）的突变、插入缺失、融合、拷贝数变异进行检测，大大提高了测序效率并降低了测序成本。近年，NGS检测的临床应用越来越广泛，业界已将NGS列为肿瘤突变负荷（TMB）、MSI、NTRK融合及HER-2扩增等标志物的检测方法之一。但NGS检测技术流程复杂、操作步骤繁多，为保证检测结果的准确性和规范性、可重复性，需要高质量控制每个流程步骤。

遗传咨询

第三章　实验诊断技术

（4）Sanger测序，作为DNA序列检测的金标准，具备准确率高、测序片段较长等优点，广泛应用于基因变异探索。但检测通量低、相对成本高，临床中常用于NGS测序后的位点验证。

遗传实验室的检测平台和项目较多，基因检测项目的选择需要结合咨询者的临床表型及家族史、检测目的、检测周期、不同技术的优缺点、检测费用、前期检测结果等综合评估。咨询师应给咨询者拟定相应基因检测项目，咨询者根据检测项目选定合适检测方案。遗传性肿瘤患者除有确诊需求外，还有临床治疗方案选择、复发监测、预后判断、家族其他人员风险评估等需求，临床医生应结合实际情况综合考虑检测阳性率、费用和检测时效等因素拟定合适分子检测项目，包括检测基因数目、变异类型等，再根据相应检测项目选择合适的实验室检测技术，如针对单基因位点变异的qPCR、dPCR、荧光原位杂交技术，针对中通量检测的MLPA及高通量的NGS等。鉴于遗传性肿瘤的复杂性和不同技术的优点及局限性，应充分考虑各技术的优势和互补性。另外，遗传性肿瘤的提前预防和干预意义重大，随着测序和检测成本的不断下降，有肿瘤家族史的人员的遗传学检测和健康人群的风险筛查等需求急速增长。

二、实验室检测标准化

（一）实验室的资质认证

除检测方法、检测流程的质控与要求外，应对开展遗传学检测的实验室做出如下规范或相应资质审查。

（1）实验室建立：肿瘤遗传实验室是对人体样本进行检测并出具检验诊断报告，因此应当遵循《医疗机构临床实验室管理办法》【（2020修正）卫医发（2006）73号】和《医疗机构临床基因扩增检验实验室管理办法》。NGS检测实验室的总体设计与要求应符合《NGS实验室建设标准与要求》。

（2）实验室人员：涉及的人员包括检测人员、生物信息学分析人员及变异解读人员等，必须接受过检测技术、生物信息学或变异解读相关的专业培训，并获得相应的资格证书。检测过程中的操作人员必须经过质量管理体系、操作规程、污染防控等技能的培训，并严格按照标准操作流程（SOP）操作，确保检测结果准确可靠。生信分析及变异解读人员应具有生物信息学或遗传学专业背景，并接受过基因检测相关培训。

（3）实验室配置：配备规范的实验分区及仪器设

备，并定期进行校准。

（4）实验室资质认定及审查：国内正规机构审查合格的实验室，如ISO15189中国合格评定国家认可委员会（CNAS）认证。

（5）项目检测能力：定期参加国家卫生计生委病理质控评价中心（PQCC）的质控项目对其检测能力进行评估。

（二）检测样本类型

对胚系突变的检测，优先推荐血液样本，如采血困难或存在输血、处于放化疗阶段，唾液标本和口腔拭子可作为替代；遗传性肿瘤诊断中的嵌合现象具有挑战性，嵌合具有组织特异性，需要对个体多个组织部位取材分析。组织的选择可通过表型特征提示。

（三）标本采集和规范处理

（1）血液：采集外周血，取样时应用一次性EDTA抗凝真空采血管，体积大于4 mL，采样后轻微颠倒混匀10次，15~25 ℃下运输，建议在72 h内到达实验室进行基因组DNA提取。

（2）唾液样本：收集2 mL唾液样本，避免过多气泡，收集后与保存液混匀，常温保存和运输，及时提取

DNA。

（3）口腔拭子：检测对象温开水漱口后，用无菌棉签在颊黏膜轻擦10次，直接用于DNA提取或干燥后常温暂时保存1个月，常温运输。

（四）检测流程的质控

从送检样本类型的确定、样本采集及运输接收、组织病理、核酸提取、文库构建、上机检测、生物信息学分析、数据分析与确证实验、报告制作与发送，所有环节的分层质控共同组成基因检测的全流程质控。

（1）建立健全针对不同样本类型的运送及接收规范SOP，并真实运行实施。

（2）针对不同样本类型建立相应核酸提取SOP，原则上优先采用由国家食品药品监督管理总局（NMPA）批准上市的试剂盒进行基因组DNA提取。要对DNA纯度、浓度及片段化程度进行充分评估。在进行浓度和纯度测定时，可采用Nanodrop和Qubit仪器。采用琼脂糖凝胶电泳等方法对片段化程度进行评估，确保进入下游核酸质量以满足后续建库要求。提取DNA后的剩余样本建议长期保存或保留至产生报告结果时按流程销毁；如是第三方检验机构应按要求返还剩余样本或按流程销毁。

（3）应用NGS方法，测序前需对DNA样品进行文库制备。可使用2种方法对DNA样本进行文库制备，即基于扩增子的方法和基于杂交捕获的方法。选择合适的文库制备试剂盒，需考虑适用样本、DNA起始量、基因Panel数据量等因素。

（4）需从DNA浓度及片段大小等对文库制备过程进行质控，文库定量一般采用Qubit，也可采用qPCR方法，对片段大小进行分析可采用Bioanalyzer 2100等。

（5）确保上机后测序深度、覆盖度、碱基质量Q30所占比例及序列回帖比例达标。

（6）确定下机数据量，并对测序深度和阳性判断值（cut-off）进行评估。

（7）出具报告时应再次核对患者信息、疾病信息、样本信息、突变位点等。

（8）应建立确证实验SOP，完成报告后再次确证，方法可以包括dPCR、qPCR、MLPA、一代测序等。

（9）完成报告后，应在发送报告后进行报告单接收确认，确保报告单的安全性和患者隐私。一份标准的NGS报告应列明本次检测主要质量标准、质控参数、可报告范围、检测方法及局限性。临床医生获取报告后应首先关注质控参数是否符合标准，在报告符合规范的前提下解读报告。

（五）报告内容

为将变异结果有效转化为临床医生可读取并用于指导临床决策的结构化报告，基因检测报告应包括以下内容。

（1）受检者临床信息：姓名、性别、年龄、受检日期和受检者的临床诊断等。

（2）样本信息：样本类型、采样时间和取材部位、样本编号、送检时间、报告时间等。

（3）样本质控参数：应包括样本性状、测序质量评估等。

（4）检测项目：检测方法及所采用试剂，如为NGS方法，需明确基因Panel的检测内容及覆盖范围、检测平台、检测方法、检测下限（LoD）等。

（5）检测结果及变异解读：变异解读是遗传性基因检测结果分析中的关键步骤，可为临床报告提供重要参考依据。变异分类建议参考国际癌症研究机构（IARC）分类方法，根据变异致病性分为五类：5类——致病性

（致病可能性 0.99）、4 类——可能致病性（致病可能性在 0.95~0.99）、3 类——意义未明（致病可能性在 0.05~0.949）、2 类——可能良性（致病可能性在 0.001~0.049），以及 1 类——良性（致病可能性小于 0.001）。数据解读标准和规范及数据解读和注释流程中常用数据库可参考《ACMG 和美国分子病理学会（AMP）序列变异解读标准和指南（2015 版）》《AMP/美国临床肿瘤学会（ASCO）/美国病理学家协会（CAP）癌症序列变异解读和报告的标准和指南（2017 版）》，以及相应中国专家共识。

（6）标注检测技术的选择及其局限性和不确定性，临床解析局限性，以及相关说明。

三、基因检测费用和医保

现行的国家医保目录中，包含 30 余种靶向药，按医保限定支付范围有关要求，使用特定靶向药需行基因检测。我国目前市场上测序价格在数千元至上万元不等。在我国，部分地区已将部分基因检测项目纳入医保支付范围。近期国家医保局对肿瘤基因检测项目纳入医保以及带量采购给予正式回应，未来卫健委将在加强行业管理的基础上，指导地方将安全有效、费用适宜且收费标准明确的基因检测项目按程序纳入当地医保支付范围，更好地满足人民群众的需求。然而，目前的这些政策主要针对的是肿瘤靶向药所对应的基因检测，尚无针对遗传性肿瘤基因检测相关的医保政策。

即使在美国，自费比例的高低也是遗传咨询者/患者选择是否开展相关基因检测及遗传性肿瘤检测 Panel 大小的重要因素。由此可见，医保的覆盖对遗传性肿瘤基因检测的开展有促进作用，这也提示我们急需将遗传性肿瘤基因检测纳入医保支付，促进遗传性肿瘤家系的诊断，以期实现肿瘤的精准防控。

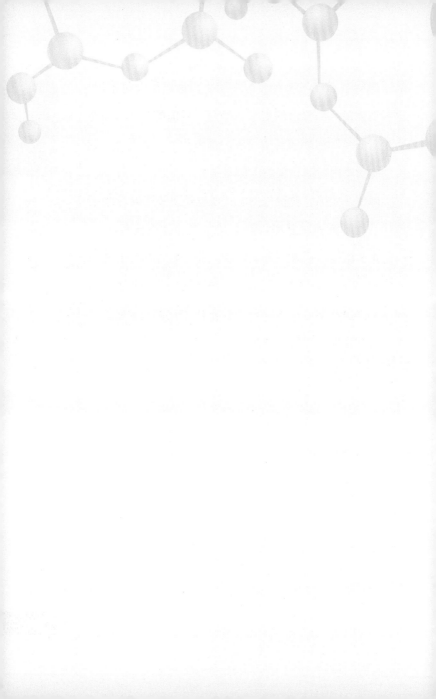

第四章

伦理和法律风险

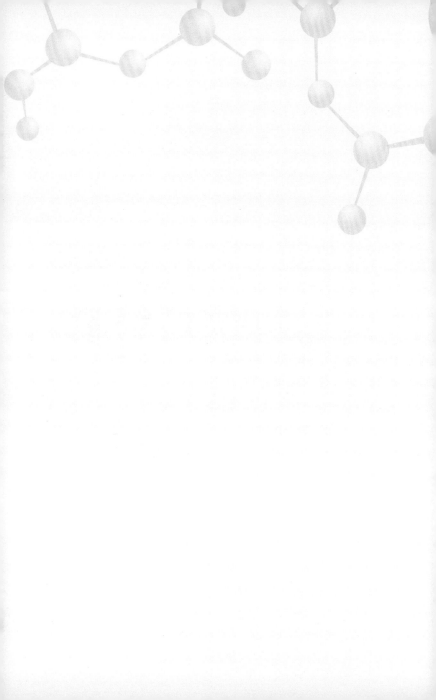

医学伦理学是研究医学道德的一门学科，即运用一般伦理学原理研究医疗卫生实践和医学发展过程中医学道德的问题和现象。肿瘤遗传咨询伦理学是医学伦理学的一部分，是临床医生进行有关遗传性肿瘤检测、诊断、治疗以及家系遗传判断的学科，是一种医疗行为，涉及内容不仅关乎咨询者本人，可能也与家系及遗传信息相关，因而对伦理及法律有更高的要求。同其他医疗行为一样，肿瘤遗传咨询受到相关法律法规的保护和约束。基因检测由中华人民共和国卫生与健康委员会、发展和改革委员会和国家食品药品监督管理总局从不同角度和层次进行监管。

一、咨询师应遵守一般规定和指南

（一）执业资格

国内的遗传咨询仍处于起步阶段，该领域的特定研究生教育非常有限。专业遗传咨询师的任务可由经过专业培训的临床医生担任；为患者提供咨询时需要尊重患者隐私、遵守知情同意及其他利益冲突的相关规定。

（二）执业地点

咨询师应遵守其供职医院、实验室或其他工作单位的特定章程和规定。

（三）行业协会的共识、规范或指南

咨询师应遵守行业指南，规范诊疗过程和行为。这是保障患者及咨询师自身权益的基石。

（四）法律法规

采集、保存、科研教学、对外交流我国人类遗传资源，应当依照相关法律、行政法规执行。严禁买卖人类遗传学资源。

二、咨询师应遵守道德规范

咨询师应重视专业精神、同情心、责任心、洞察力、正直、客观、诚实、尊重和自我尊重。因此，成为有道德的遗传咨询师应具有以下策略。

（1）有处理伦理困境的策略。

（2）在告知受检者信息时，必须全面、完整、真实、准确，不得隐瞒、误导和欺骗。保持准确而完整的记录。确保检测报告的真实有效性，咨询师应提供书面签字的检测报告真实性确定书。

（3）保持继续教育，紧跟肿瘤遗传学最新进展，提供优质服务。

（4）懂得如何保护咨询者自主权，评估咨询者是否有能力签署知情同意书，明确谁是咨询者的法定监护人，并确保其法定监护人参与知情同意讨论。

（5）建立与咨询者的移情关系。在向咨询者解释事实和检查结果过程中，咨询师应注意咨询者的情绪反应，并制定相应应对机制。

（6）尊重咨询者隐私，不得向第三方泄露咨询者的任何资料，尤其是遗传信息。交给其他机构审阅的遗传谱系资料不能包含咨询者的身份信息。除非特殊情况，在与咨询者亲属探讨基因检测结果之前应取得书面许可。有些咨询者提出将某些个人信息删除或使用不涉及检测姓名的其他标识（如病案号）行基因检测，如认为合理，咨询师应在遵守机构规章制度和政策前提下，应努力满足咨询者需求。

（7）尊重咨询者决定。有时咨询者做出的决定和医学标准的建议有很大出入，咨询师需要接受咨询者有权做出自己决定和行为的事实，可客观询问做出该决定的原因。

（8）委婉传达真相。诚实对待咨询者非常重要，但信息传递过程中需保持礼貌、敏感和同情。应预测受检者面对阳性结果的心理负担和精神压力。

（9）将知情同意视为一个动态过程，始终为咨询者提供询问问题的机会，确保他们知道操作或研究的本身、风险、收益和备选方案等。

三、生物伦理学原则

(一)自主原则

具备做出自主决定能力的个体有选择或拒绝某一特定活动的权力。

(1)行为能力：个体必须具备理性思考问题并做出合理自主决定的能力，才能被赋予决策权和隐私权。

(2)一个有行为能力的人有权不受其他因素影响而自己做出决定的权力。影响因素包括强迫、游说、诱导、操纵、贿赂等。

(3)知情同意：是指有行为能力的个体对医疗操作和参与研究的自主授权，主要为了保护个体免受利用和伤害，肿瘤遗传咨询必须取得受检者的书面同意。主要内容是：①咨询的目的及意义。②基因检测的流程、方法及局限性。③预期结果及可能的风险：检测结果可能为阳性、阴性或不确定，或者检测到对受检者有临床意义或比较敏感但并非咨询范围内的信息。而阳性结果根据遗传规律遗传给子代的概率有多少。④数据及样本处理的相关规则：基因检测的样本及数据应由检测机构长期保存（建议至少保存2年）。检测机构应根据不同样本及数据类型选择合适的保存方式。检测机构可送检知情同意书中约定保存的年限，若超过年限则可自行销毁或交由委托人自己保存。⑤数据再分析的可能性：随着基因组学及数据库的发展，在数据及样本保存期间如发现对检测者有临床意义的变化，是否允许咨询师进行数据再分析或再次检测。⑥根据基因检测结果，是否需进行适当治疗干预。⑦是否同意在保护隐私、保证数据安全、符合伦理等前提下进行科研及共享测序数据。

（4）隐私和保密：是指一个人具有允许或禁止他人获得个人信息的权力，包括身份信息、病历信息和实验室检查结果。未经当事人授权，未能妥善保护个人信息或故意透露给第三方即违反保密原则。但极少数情况下，为了避免被咨询者的直系亲属受到即刻、不可避免的损害，而披露检查结果可使其亲属避免伤害，并征求自愿披露的尝试失败后，允许咨询师未经知情同意下向咨询者的近亲披露基因检查结果，但仅限于披露有关亲属诊断或治疗所需的必要信息，且需向本机构伦理委员会汇报。

（二）有利无害原则

有利无害原则是指做对咨询者维护身心健康有益的

事情和行为，而不能伤害咨询者，尤其是不能故意伤害咨询者。需要说明的是，无伤害原则虽是医学伦理的基本原则，但并非绝对不伤害，有些情况是"两权相害取其轻"。比如手术等治疗本身有一定伤害和痛苦，如果是为了获得更大益处或去除更大伤害，伦理上是可接受的。还有一些情况需视社会文化而定，某些文化的"个体"是家族中有威望的人，或出于有利原则，家族要求不将事实或全部事实（如恶性肿瘤）告知咨询者，这是一个两难境地，此时家长式的行为妨碍了自主权，如果前提是趋利避害，伦理上也可接受，此时建议由咨询者本人授权，或许可以取得平衡。

（三）公正原则

如何将生物伦理转化为公共政策？这涉及行政部门及决策者所执行的公共服务能力。如平等、自由、优质服务和质量控制，不论咨询者的种族、民族、宗教、性取向及支付能力，他们都能平等享有遗传咨询、遗传检测、稀缺资源的分配等权力。

（四）公益原则

医疗卫生事业是由国家主办的维护和促进社会大众身心健康的公益事业，不以追求利润为目标，而以能否获得最多最好的公众健康指数为目标。

四、我国关于人类遗传资源管理相关法律问题

我国关于人类遗传资源管理相关法律问题具体参照国务院发布的《中华人民共和国人类遗传资源管理条例》，国务院科学技术行政部门负责全国人类遗传资源管理工作；省、自治区、直辖市人民政府科学技术行政部门及各级人民政府其他有关部门在各自的职责范围内，负责本行政区域人类遗传资源的管理工作。

国家支持合理利用人类遗传资源开展科学研究、发展生物医药产业、提高诊疗技术，提高我国生物安全保障能力，提升人民健康保障水平。并加强对我国人类遗传资源的保护，开展人类遗传资源调查，对重要遗传家系和特定地区人类遗传资源实行申报登记制度。采集、保藏、利用、对外提供我国人类遗传资源，必须具有法人资格；不得危害我国公众健康、国家安全和社会公共利益；应当符合伦理原则，并按照国家有关规定进行伦理审查；应当尊重人类遗传资源提供者的隐私权，取得其事先知情同意，并保护其合法权益；应当遵守国务院科学技术行政部门制定的技术规范；禁止买卖人类遗传资源。尤其是针对我国人类遗传资源对外使用进行了明

确的规定：①外方单位不得在我国境内采集、保藏我国人类遗传资源，不得向境外提供我国人类遗传资源；②外方单位需要利用我国人类遗传资源开展科学研究活动的，应当遵守我国法律、行政法规和国家有关规定，并符合对外利用和提供遗传资源的其他有关规定。

五、伦理法律困境

鉴于肿瘤遗传咨询的复杂性，以及检测结果对咨询者本身及家庭影响的重要性，咨询师在职业生涯中可能会遇到一系列伦理问题，甚至少有正确答案。了解发生伦理困境的常见原因、如何解决伦理困境是咨询师的重要学习环节。

（一）伦理困境的常见原因

（1）有更好的理由支持某一原则而违反另一原则。

如临床遇到一个黑斑息肉综合征（PJS）患者，其父亲有PJS相关临床常见体征，但明确告知其接受或拒绝基因检测及其他如内镜检查的后果及其他替代方案后，患者父亲仍坚持拒绝。这时患者的自主决定权优先于医生的有利性建议。

（2）侵犯伦理原则所预计得到的结果必须具有现实意义。

如临床试验可能设立观察组和对照组，可能会给对照组个体带来一定风险，然而，社会的发展和大多数人可能从试验中获益。

（3）当无伦理上最佳方案时，违反伦理原则可被认为是必要的。

如上文例子，医学发展需要有临床试验推进，当无更好更优方案时，设立对照组是伦理所允许的。

（4）为达到首要道德目标，对伦理违反是最小的侵害行为。

例如，即使可能使试验变得更加复杂，研究人员常被要求纳入不同语言、不同年龄、性别的人群，虽然这些与研究结果无关。

（5）违反伦理原则任何潜在的负面影响必须最小化。

如实验组和对照组发现严重甚至危及生命的副作用，将提前终止研究，并有挽救的应急预案。

（6）任何支持某项伦理原则而非另一伦理原则的决定必须是公正、公平地做出。

（二）伦理困境的解决方法

1.借助伦理准则和专业指南

在遇到伦理困境时，首先建议重新考虑是否已有基本伦理准则和指南，如抗癌协会、遗传学会等制定的指南。

（1）专业人员应当在做每一个测试、咨询和研究项目前就考虑伦理问题。已到咨询阶段时，应提供特定检测辅导方案。伦理困境多是可预见的，咨询师应尽量预防其产生。

（2）基因检测应有检测前咨询和检测后咨询，这类咨询应由具备遗传学知识、实验室分析能力、咨询能力和了解基因检测对咨询者心理影响的专业人士施行。

（3）操作步骤合理是进行无症状检测的重要指导，证明违反操作步骤的行为合理需符合该操作步骤的原理。

（4）遗传咨询师在道德上有义务为咨询者保密。

（5）遗传咨询应根据临床观察和咨询者病史进行专业判断，决定是否拒绝或推迟检测。

（6）咨询者有权拒绝检测结果或诊断信息被披露，除非其决定会带给他人显著风险。

（7）如某个患者的基因检测结果或检测信息可能会导致其他不想知道自身基因结果的人的基因状态被披露，凭此就有充足理由推迟该检测。

（8）有症状儿童的基因检测，受儿童医疗通用伦理和法律条款约束。

（9）对无症状儿童进行检测时，需满足以 A、B、C 三项条件。

A.必须有孩子父母双方签署的知情同意书。如只有父母一方可以，该家长必须对此知情同意；B.如孩子可以理解基因检测及其影响，基因检测必须获得孩子的知情同意；C.检测必须能让孩子得到明显获益。

2. 医院伦理委员会或MDT

大多数医院设有伦理审查委员会，咨询师面临无法解决的困境时可要求医院伦理委员会提供帮助，或组织相关专家进行多学科整合团队MDT讨论。

第五章

咨询者的心理问题

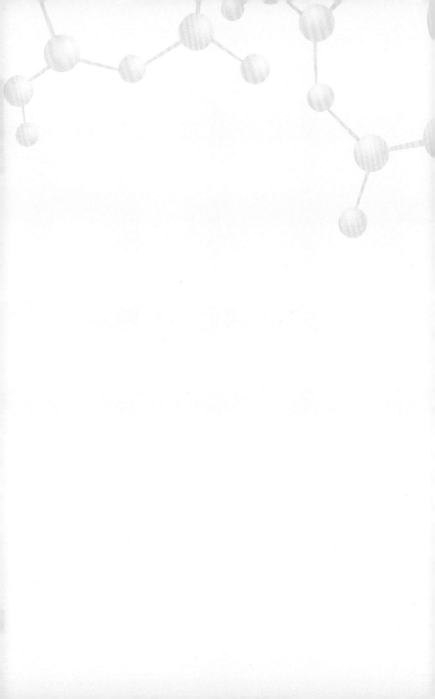

肿瘤遗传咨询过程中，咨询师应与咨询者保持充分而密切的沟通，在评估遗传性肿瘤风险的高低和可行的临床干预措施时，要关注咨询者面对遗传检测结果、风险信息和临床诊疗决策时的心理状态，并采取专业且富有同情心的态度，倾听咨询者的诉说，为其提供医学和心理学上的有效支持。

一、咨询者的心理特点

（一）常见的情绪反应

咨询过程中，咨询者在提供相应家族史、个人史，并接受针对性检查和基因检测后，都会得到遗传咨询师对上述信息整合评估后反馈的风险信息。这无疑会在一定程度上影响咨询者的情绪和后续对遗传咨询师提供的医疗建议的依从性。这些常见情绪反应包括以下几种。

1. 焦虑

几乎所有咨询者在咨询过程中都存在焦虑情绪。如咨询前对自身罹患肿瘤风险的担忧和焦虑；咨询中对各项检测结果，特别是基因检测结果的担忧，不愿或不敢去获知相关信息。这种焦虑心态，会随着咨询者对疾病认知的增加而逐渐淡化，也会因检测结果的公布而波动。焦虑情绪不一定都是负面影响。有时反而会成为敦促咨询者就诊并进行必要医疗检查的原动力。但过度的焦虑容易导致咨询者压力过大、失眠、社会功能下降等。

2. 恐惧

绝大多数咨询者无法避免"谈癌色变"，罹患遗传疾病已感担忧，叠加罹患遗传性肿瘤，很容易产生恐惧且无奈的情绪。

3. 悲伤

遗传性肿瘤常会导致一个家系内多个成员患病，而当遗传因素和环境因素叠加时，可导致家系中连续几代发病、发病年轻化、发病后生活质量急剧下降。这类家系中的成员很容易产生悲伤情绪，将亲人承受过的痛苦转化为自身的情绪反应。

4. 内疚

内疚来源于咨询者对自身状况的无法控制。咨询中常见的情况：一是作为父母，觉得自己将致病基因变异遗传给了子女，造成对方罹患肿瘤风险增高；二是作为目前家系中的幸存者，后悔既往没能更早获取相关医疗信息，以便给予亲属更好的医疗支持。

5. 愤怒

咨询者的愤怒情绪常出现在肿瘤遗传咨询中刚刚得知自己携带致病基因突变，以及罹患肿瘤风险增高时。内心的无助、焦虑、恐惧相互交织，部分咨询者会以愤怒情绪作为压力释放点。一开始针对他人或生活中不如意的琐事。久而久之，会逐渐转移到自己身上，并产生自我嫌弃的状态。

6. 乐观

乐观情绪多数出现在具备充分医疗知识的咨询者身上。这些具有乐观情绪的咨询者成为相应遗传性肿瘤疾病的志愿者，有助于影响和改善一批同类疾病咨询者的情绪。

（二）常用的情绪应对方式

任何一种特定情绪反应，都会引发相应情绪应对。咨询者会根据自己的经验，采取自认为最有效的情绪应对。

1. 专注焦虑

由于对肿瘤的过分担心，以及不理解、不接受咨询师对病情的解释和建议，部分患者会始终保持焦虑状态，严重时会引起失眠、癔病症等。

2. 回避

咨询者了解相关检测结果后，刻意不去面对，不接受进一步咨询，不接受相应表型筛查。表面看是咨询者的一种自我保护，意在维持目前相对平静的心理状态。

3. 质疑

咨询者在了解到不利于自己的检测结果，或与自身预期有较大落差时，会质疑检测结果，要求重新检测。

4. 消极心态

在得知自己的遗传肿瘤风险时，咨询者认为无论通过何种干预措施，都无法逃脱发生和死于肿瘤的结局，并以其亲属经历作为自身疾病的发展模板，消极对待咨询师的有益建议。

5. 强迫行为

咨询者认为需要一些特定的方式，才可让自己处于一种相对安全的模式。例如饮食控制；佩戴护身饰品；选择特定幸运日（或避开不吉利日子）来就诊；甚至依赖性参与宗教活动，以期获得额外保护，降低肿瘤发生概率。

6. 积极心态

咨询者往往对肿瘤疾病和自身风险有较为全面的认

识，能配合遗传咨询师采取积极正确的医疗措施，并相信阳光乐观的心态有助于控制风险。还会积极动员家族中高风险人员参与到相应检测中，或把医疗信息传递给家族中的患病个体，让其得到更加科学的诊治。

二、咨询者的心理评估

心理评估应是贯穿肿瘤遗传咨询始终的内容。遗传咨询师需要在与咨询者交流过程中，密切关注和洞悉咨询者的心理状态，了解咨询者对肿瘤风险的认知和接受程度。准确恰当的心理评估，有助于遗传咨询师有针对性地给予咨询者相应支持，也是高效顺利完成肿瘤遗传咨询的保障。

（一）咨询者当前的心理状态

了解咨询者当前的心理状态，最简单有效的方式就是询问其饮食和睡眠习惯的改变，包括食欲欠佳，有厌食行为；难以入睡、早醒等影响睡眠质量的状态。除言语沟通，咨询师还可通过观察咨询者的整体状态了解其心理情况。例如蓬头垢面、不修边幅反映心理状态欠佳，不能很好应付现有压力。咨询者在整个就诊过程中的注意力也能反映其心理状态，例如心不在焉、坐立不安等都是严重焦虑心态的外在表现。

咨询师要关注引起这种心理状态的原因。判断是疾病风险还是其他生活事件引发了当前心态。

(二) 咨询者的情绪反应和应对策略

具有遗传性肿瘤风险的咨询者，往往都有比较典型的家族史。家族成员既往的诊治经历，会对其情绪产生很大的影响。咨询师在沟通过程中，可以询问咨询者对检测结果和后续随访策略的接受程度，并了解其家庭成员病情对他的心理影响。例如，"您拿到检测报告后，有哪些担心的事情？"，"万一罹患肿瘤后，您最担心的状态是什么？"，"您的哪些亲属也曾罹患肿瘤，他们现在还好吗？"

需要注意的是，不同的健康状态的咨询者，在接受遗传咨询时的情绪反应也会有所不同。已经罹患肿瘤的咨询者，其情绪反应更多聚焦于疾病本身，以及后续有效的治疗手段；而尚未发病的致病基因携带者，往往更在意自身所需的健康管理和对目前生活状态的影响。

了解上述情绪反应的目的是为了更好地引导咨询者制定应对策略。咨询师需要洞悉这些策略对咨询者本人而言是否恰当。例如，"做了这么多检查，明确了肿瘤风险，你觉得是对你有帮助，还是额外增加了心理负担?","你会在体检或就诊的时候，跟医生坦诚地交代遗传咨询的建议吗？还是假装为普通的就诊个体？"，"你会主动去获取疾病相关的知识吗？"，"当你感到紧张和焦虑时，有什么方法可让你得到放松？"

（三）既往心理健康史

咨询师要关注咨询者本身的心理疾病史和家族心理疾病史。对有焦虑症、抑郁症者，沟通时要更加注重言语措辞，避免给咨询者带来过大心理冲击。必要时需要建议咨询者同时参与心理疾病诊治，合理的心理疾病药物可让咨询者更顺利地完成咨询。

三、心理问题的支持方法

咨询师要给予咨询者充分的理解，随着咨询者的情绪反应变化不断调整策略。换言之，肿瘤遗传咨询是遗传咨询师紧跟患者节奏，而不是患者配合遗传咨询师诊治。在心理层面上，重要的是协调咨询者心理需求和实际遗传信息之间的差距，让咨询者更好地悦纳自己，接受相应的临床诊治建议。

（一）同理心

同理心是遗传咨询的核心原则。保持同理心可增加咨询者和咨询师之间的理解和互动，让咨询者觉得有心理依靠，愿意分享情绪。注意同理心不是同情，一味的同情反而会让咨询者产生回避的情绪反应，不利于遗传咨询的开展。同理心是同情基础上的理解，感同身受，理性分析。遗传咨询中需要注意咨询者的心理底线，对一些敏感话题，或咨询者刻意回避的问题，不要急于深究，暂时搁置，让咨询者在恰当时自然流露，这也是表达同理心的一种方式。

（二）倾听

倾听方式与日常礼仪中的注意点一样。咨询师目视咨询者，报以诚恳态度，通过点头，轻声"嗯哼"回应，来让咨询者感受到咨询师的真挚。必要时可重复咨询者语句，确定咨询者想表达的信息，例如"您担心的是这种情况吧？"倾听的另一个核心是让咨询者有机会做充分的表达，这也是情绪释放的有效方式。咨询师要理解咨询者不正确的疾病认知或不切实际的心理期望。只有让咨询者充分表达，才能更准确掌握其情感需求，并提供最佳支持治疗。

（三）保持专业水平

咨询师的专业水平是咨询者对整个遗传咨询过程中最为倚重的要素。遗传咨询过程中可能需要借助很多心理咨询的技巧和方法，来跟咨询者保持有效沟通，但在沟通的重要节点，咨询师应该果断地把话题转回专业问题，并给予专业建议。这些专业建议的有效性和可行性，也会影响咨询者对咨询师的信任度和后续依从性。专业的遗传咨询是一个复杂体系工程，很多时候单个咨询师并不能给予最佳方案，需要团队合作。团队成员往往包括：擅长生信分析和报告解读的分子病理专家，对相关疾病发病和诊治熟悉的肿瘤专家，可以指导和规划辅助生殖的生育专家，和能够缓解情绪障碍的心理支持专家。

（四）利用互联网和社会互助团体提供更便捷的服务

寻找既往成功的病例，加入有共同经历的团队，可让咨询者感受到身份认证和情感支持。随着互联网的兴起，很多遗传肿瘤相关的论坛、微信群纷纷建立，给咨询者打开了新的沟通渠道，在遗传咨询过程中如能提供这些有效的网络资源，对肿瘤遗传咨询会非常有益。

第六章

遗传性肿瘤

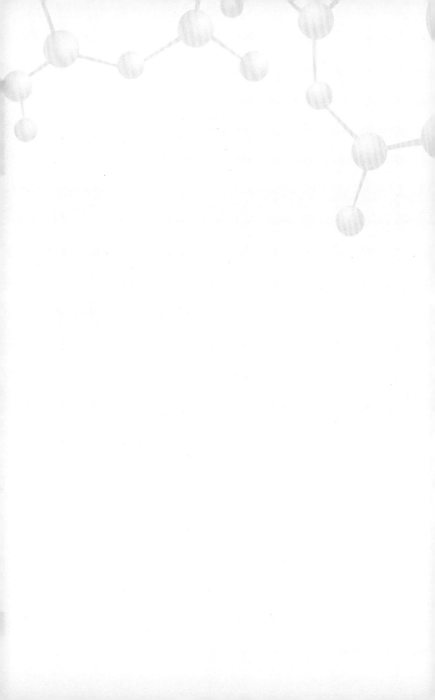

一、遗传性妇科肿瘤

与妇科肿瘤相关的遗传性肿瘤综合征主要包括：遗传性乳腺癌–卵巢癌综合征（HBOCS）、Lynch综合征（LS）、Peutz-Jeghers综合征（PJS，即黑斑息肉综合征）、*DICER1*综合征、遗传性平滑肌瘤病–肾细胞癌、家族性复发性葡萄胎等。

（一）卵巢相关的遗传性肿瘤综合征

卵巢相关的遗传性肿瘤综合征包括：遗传性乳腺癌–卵巢癌综合征、Lynch综合征、PJS综合征、Li–Fraumeni综合征等，详见（表1）。

表1　卵巢相关的遗传性肿瘤综合征

卵巢肿瘤类型	相关的遗传性肿瘤综合征
上皮癌,浆液性	遗传性乳腺癌卵巢癌综合征
上皮癌,黏液性	黑斑息肉综合征(PJS)
上皮癌,非特指	Lynch综合征,Li–Fraumeni综合征,多发性内分泌腺瘤1型
无性细胞瘤	共济失调性毛细血管扩张症
颗粒细胞瘤	黑斑息肉综合征
纤维瘤	痣样基底细胞癌综合征(Gorlin综合征)
纤维肉瘤	痣样基底细胞癌综合征(Gorlin综合征)
性腺母细胞瘤	巨舌巨人综合征,Carney综合征
支持–间质细胞瘤	*DICER1*综合征

1. 遗传性乳腺癌–卵巢癌综合征

（1）遗传性卵巢癌综合征（HOCS）：系常染色体显性遗传综合征。包括遗传性乳腺癌卵巢癌综合征（HBOCS）、遗传性位点特异性卵巢癌综合征（HSSOCS）、Lynch 综合征及其他肿瘤综合征，如 PJS 和痣样基底细胞癌综合征（Gorlin Syndrome）等伴发遗传性卵巢癌。

HOCS 中 HBOCS 和 HSSOCS 占 90% 左右，LS 占 10% 左右，其他相关 HOCS 不足 1%。HOCS 的共同特点包括：常染色体显性遗传，平均发病年龄较散发性患者早，可表现为一人罹患多种原发肿瘤，如乳腺癌、结直肠癌、卵巢癌、胰腺癌、前列腺癌、子宫内膜癌等肿瘤，和/或家族中多人罹患同种或多种原发肿瘤。

（2）遗传性乳腺癌卵巢癌综合征的发病风险和临床病理特征如下。

大多数遗传性乳腺癌卵巢癌综合征患者存在 *BRCA1* 和 *BRCA2* 基因胚系致病性或可能致病性突变。其他基因突变约占遗传性卵巢癌的 25%，包括：*ATM*、*BARD1*、*BRIP1*、*CDH1*、*CHEK2*、*NBN*、*PALB2*、*PTEN*、*RAD51C*、*RAD51D*、*STK11*、*TP53*、*MSH2*、*MLH1*、*MSH6*、*PMS2*、*EPCAM* 等。

携带 *BRCA1* 胚系突变的女性，70 岁后卵巢癌发生风险为 39%~46%，*BRCA2* 胚系突变携带者为 10%~27%。*BRCA* 突变患者还存在患其他肿瘤的风险，包括前列腺癌、胰腺癌、黑色素瘤和子宫内膜癌。

HBOCS 患者卵巢癌平均发病年龄为 52.4 岁，病理类型多为高级别浆液性癌。*BRCA1/BRCA2* 突变卵巢癌患者预后较好，对铂类化疗药物更加敏感，可从聚 ADP 核糖聚合酶抑制剂（PARPi）治疗中获益。

Lynch 综合征相关卵巢癌患者平均年龄为 45~46 岁，较散发性患者提前 15~20 年。82%~84% 为 I 期或 II 期，预后相对较好。病理类型常为子宫内膜样或非浆液性类型。

（3）临床管理如下。

1）携带致病基因突变健康者的临床管理。

应在充分知情同意和遗传咨询后进行适当临床干预。

①预防性药物治疗：推荐携带 *BRCA1/BRCA2* 突变、无乳腺癌病史的人群口服避孕药。

②降低风险性手术：a.输卵管-卵巢切除术（RRSO）：是降低 HBOCS 及相关妇科恶性肿瘤发病风险最有效的

方法，可降低卵巢癌发病率70%~85%。RRSO时机可据年龄和基因突变而定。b.全子宫和双侧输卵管-卵巢切除术：是降低Lynch综合征人群相关子宫内膜癌和卵巢癌的有效措施，手术时机建议选择在完成生育后，尤其是年龄大于40岁者，术前应常规进行子宫内膜活检，排除隐匿性子宫内膜癌。

③阻断遗传性卵巢癌向后代传递的措施。

遗传性卵巢癌为常染色体显性遗传，植入前遗传学检测（PGT）技术能最大程度地降低致病性基因突变向子代传递的风险。PGT首先通过体外受精技术获得胚胎，对胚胎（常在囊胚期）进行活检，通过遗传学检测筛选不携带致病性基因突变的胚胎进行移植。

2）针对卵巢癌患者其他癌症预防。

遗传性卵巢癌患者还应根据基因检测结果，进行其他癌种的预防。例如 BRCA 变异的患者应关注乳腺癌、胰腺癌的预防；Lynch综合征相关的卵巢癌患者需重视结肠癌的筛查。

2. Peutz-Jeghers 综合征（PJS）

又称黑斑息肉综合征，93% 的 PJS 患者有 STK11 基因胚系突变，以常染色体显性方式遗传。PJS以特定部位皮肤黏膜色素斑和胃肠道多发错构瘤息肉为特征，伴多种恶性肿瘤的罹患风险明显提高。常见妇科肿瘤类型包括卵巢癌、输卵管癌、子宫内膜癌和宫颈微偏腺癌。

PJS患者卵巢癌发病风险为21%，PJS相关卵巢癌平均发病年龄为28岁。PJS也可伴发卵巢伴环管状结构的性索间质肿瘤（SCTAT）。临床上，大部分SCTAT患者存在内分泌紊乱的症状，包括早熟、月经不规律、闭经等。常为双侧卵巢多发病灶，肿瘤较小，伴局灶性钙化和典型良性病变，约有20%的SCTAT进展为恶性病变。与PJS相关的卵巢肿瘤还包括少部分的支持-间质细胞瘤、粒层细胞瘤和黏液性肿瘤等。

目前尚无确切预防PJS疾病发生的措施。PJS患者的随访监测建议请详见本章第三节"家族遗传性结直肠癌"第二部分。

3. DICER1综合征

DICER1综合征是一种常染色体显性遗传病，唯一与此综合征相关的基因为 *DICER1* 基因（14q32.13）。DICER1综合征主要包括胸膜肺母细胞瘤、囊性肾瘤、结节性甲状腺肿（偶尔发生分化性甲状腺癌）、卵巢性索间质肿瘤及宫颈胚胎性横纹肌肉瘤等。

DICER1综合征相关的卵巢性索间质肿瘤的常见病理类型是支持-间质细胞瘤（SLCT），偶见幼年型颗粒细胞瘤和两性母细胞瘤。约40%的中低分化支持间质细胞瘤具有 *DICER* 基因突变。临床表现主要为盆腔包块和高雄激素症状。大部分DICER1综合征相关的SLCT恶性程度属于中分化，一般累及单侧卵巢。

（二）子宫相关的遗传性肿瘤

1. Lynch综合征相关的子宫内膜癌

Lynch综合征相关的子宫内膜癌平均发病年龄为46~49岁，较散发Ⅰ型和Ⅱ型子宫内膜癌分别年轻6~10岁及15~20岁。主要为子宫内膜样癌（78%），预后与散发性子宫内膜癌无明显差异（5年生存率为88%）。2016年，NCCN提出Lynch综合征患者的筛查流程，即对70岁之前确诊结直肠癌的所有患者，以及年纪更大的符合Bethesda指南的患者检测MMR基因。

Lynch综合征的致病基因、筛查方式与治疗随访策略请详见本章第三节"家族遗传性结直肠癌"第一部分。

2. 宫颈腺癌

PJS人群中宫颈微偏腺癌（MDA）发病风险为10%，平均发病年龄为34~40岁；子宫内膜癌发病风险为9%，平均发病年龄为43岁。MDA典型的临床表现为桶状宫颈、伴阴道不规则出血或水样白带，显微镜下肿瘤分化极好，腺体结构简单，常与正常宫颈腺体难以区分，在宫颈深肌层也可见到呈浸润性生长的腺体。约50%的MDA与PJS有关并可检测到*STK11*基因胚系突变。

虽然MDA在病理形态上显示为分化最好的宫颈腺癌，但却是PJS相关妇科肿瘤中预后最差，同时也是宫颈腺癌中预后最差的肿瘤。大多数患者在就诊时已为晚期，淋巴结转移和腹腔播散概率高，5年生存率仅为38%，有*STK11*突变者预后更差。

3. 遗传性平滑肌瘤病-肾细胞癌（HLRCC）

HLRCC是一类常染色体显性遗传病，由*FH*基因胚系突变所致，以毛发（皮肤）平滑肌瘤病、子宫平滑肌瘤病及Ⅱ型乳头状肾细胞癌为特征的综合征。通常情况下，肿瘤FH蛋白表达丢失，行*FH*基因突变检测有助诊断。

建议有患病危险的家族中8岁以上成员行*FH*胚系突变基因检测。对致病性*FH*基因胚系突变携带者，建议8岁后每年行肾脏MRI检查。若检测到肾细胞癌病灶，应尽早手术。每年由儿科医生进行全面皮肤检查，评估平滑肌瘤的存在与发展。至少从20岁起每年行妇科检查，优选MRI评估子宫平滑肌瘤生长情况。

（三）家族性复发性葡萄胎（FRHM）

FRHM是一种罕见的常染色体隐性遗传性疾病，指一个家系中两个或两个以上家族成员反复发生大于1次的葡萄胎妊娠。FRHM占完全性葡萄胎0.6%~2.6%。大多数妊娠是双亲完全性葡萄胎，也有部分性葡萄胎，或发生自然流产、死产等。

FRHM的发病与两个母源效应基因的胚系变异，即*NLRP7*和*KHDC3L*等位基因突变有关，分别占FRHM的75%~80%和5%~10%。临床建议对复发葡萄胎进行基因检测和遗传咨询。对有葡萄胎遗传倾向者，患完全性葡萄胎（CHM）的风险为75%。首先行*NLRP7*基因检测，对未发现*NLRP7*突变者应筛查*KHDC3L*突变。

二、遗传性乳腺癌

迄今已证实，大约十多个易感基因的致病性胚系突变与乳腺癌遗传易感相关。结合最新国外研究及中国人群数据，认为*BRCA1*、*BRCA2*、*TP53*和*PALB2*是高度外显率的乳腺癌易感基因，携带上述基因的致病突变，增加至少5倍以上的乳腺癌风险；且携带上述基因致病性突变的患者和健康个体，临床上可采用适当治疗和干预措施。其他一些中度外显率的乳腺癌易感基因，如CHEK2、ATM等，增加2~4倍乳腺癌发病风险，目前尚无足够证据表明携带上述中度外显率乳腺癌易感基因突变对临床治疗决策产生影响。

（一）肿瘤风险评估

已明确与乳腺癌遗传易感性相关的基因有十多个，根据乳腺癌的绝对风险可分为高度外显（乳腺癌绝对风险大于60%）的BRCA1、BRCA2和TP53；中高度外显（绝对风险41%~60%）的CDH1、PALB2、PTEN和STK11；中度外显（绝对风险15%~40%）的ATM、BARD1、CHEK2、NF1、RAD51C和RAD51D。上述基因突变与乳腺癌发病风险的关系主要基于欧美人群的研究结果，中国人群的数据非常有限。全球两个大样本研究的数据显示，相对普通人群，BRCA1、BRCA2和PALB2突变携带者发生乳腺癌的风险分别为7.62~10.57倍、5.23~5.85倍和3.83~5.02倍。中国女性BRCA1和BRCA2突变携带者70岁累积乳腺癌发病风险分别为37.9%和36.5%，是普通健康女性乳腺癌发病风险（3.6%）的10倍。中国女性PALB2突变携带者发生乳腺癌的风险是普通健康女性的5倍。在中国女性人群中，携带其他易感基因突变的乳腺癌风险未见研究报道。这些基因突变携带者除易患乳腺癌外，还存在其他的高风险。如*BRCA1*和*BRCA2*突变携带者还增加卵巢癌、胰腺癌、男性前列腺癌和胃癌风险。*TP53*突变导致Li-Fraumeni综合征，表现为更年轻的多类型，除年轻乳腺癌外，还易患肉瘤、脑肿瘤、白血病和肾上腺皮质癌等。*CDH1*突变增加弥漫性胃癌风险。基于我国女性携带*BRCA1*、*BRCA2*和*PALB2*的乳腺癌相对风险与欧美人群相似，建议在开展其他易感基因风险评估时，借鉴欧美人群的数据。

（二）筛查

结合中国人群数据，建议对以下人群行*BRCA1/2*基因检测。

（1）有乳腺癌病史的个体且具备下列任意条件者。

①发病年龄不超过50岁。②三阴性乳腺癌。③男性乳腺癌。④发病年龄大于50岁，且家系中另有大于或等于1例乳腺癌、卵巢癌、胰腺癌或前列腺癌。⑤高复发风险的HER-2阴性的可手术的原发性乳腺癌患者，无论是否有乳腺癌或其他肿瘤家族史。⑥HER-2阴性的转移性乳腺癌。

（2）不考虑是否有乳腺癌病史的个体且具备下列任意条件者。

①家系中直系亲属携带已知的 *BRCA1/2* 基因致病性或可能致病性突变。②家系中有男性乳腺癌患者。③健康个体若家系中具备以下条件可进行基因检测：家系中有大于或等于 2 例乳腺癌；或大于或等于 2 种包括乳腺癌、卵巢癌、胰腺癌或前列腺癌的肿瘤类型且其中至少有 1 例乳腺癌。

（3）携带 *BRCA1/2* 突变的健康女性的乳腺癌严密监测和早诊。

携带 *BRCA1/2* 突变的健康女性从 18 岁开始乳房自检；25 岁开始每半年或 1 年进行 1 次乳腺临床检查；25~30 岁期间每年 1 次乳腺 MRI 筛查（优先）或乳腺 X 线摄影筛查；30~75 岁期间每年 1 次乳腺 X 线摄影和 MRI 筛查。相比于欧美女性，中国女性（尤其是年轻女性）乳腺致密度较高，有研究提示乳腺 X 线摄影对致密乳腺筛查灵敏度降低。研究提示乳腺超声在中国女性乳腺癌的早诊中起非常重要的作用，联合乳腺 X 线摄影能提高筛查灵敏度，因此乳腺超声可作为中国 *BRCA1/2* 突变女性健康携带者乳腺癌筛查的有效补充。

（三）*TP53* 基因突变乳腺癌

TP53 致病性胚系突变可导致罕见的 Li-Fraumeni 综合征（LFS）。LFS 患者终生累计患癌风险接近 100%，常表现为幼年起病的全身各部位恶性肿瘤，包括软组织肉瘤、骨肉瘤、早发性乳腺癌、肾上腺皮质癌和脑瘤等。国内单中心不加选择大样本的数据（10053 例）显示 *TP53* 在所有乳腺癌中的突变率约 0.5%，但是在早发性乳腺癌（首诊年龄不超过 30 岁）中的突变率可达 3.8%。上述突变患者中仅有少数属于 LFS，绝大多无 LFS。携带 *TP53* 突变的乳腺癌相比较无突变患者，具有发病早、双侧乳腺癌比例高、预后更差的特点。*TP53* 突变携带者乳腺癌的发病风险高，且 *TP53* 突变的乳腺癌发病年龄非常早（不超过 30 岁），应该更早开始筛查。建议女性 *TP53* 突变携带者从 18 岁开始每月 1 次乳腺自查；从 20 岁开始每年 1 次乳腺 MRI 检查和每半年 1 次乳腺超声；30 岁开始每年 1 次乳腺 MRI、乳腺 X 线摄影和每半年 1 次乳腺超声检查。若家族中最早的乳腺癌患者发病年龄小于 20 岁，则携带者应酌情提前开始临床体检及影像学检查。有明确乳腺癌家族史且预期寿命较长的女性健康携带者可考虑预防性双乳切除术。

三、遗传性结直肠癌

相比散发患者，遗传性大肠癌由肠癌易感基因的致病性胚系突变引起，这些突变基因主要参与DNA损伤修复途径。在所有大肠癌中，20%~30%患者具有遗传背景，但基于现有易感基因检测的覆盖程度，仅5%~10%的患者可被最终确诊为遗传性大肠癌。遗传性大肠癌患者罹患多原发肠癌的风险显著高于正常人群，且患者所在家族中突变携带者对大肠癌和部分肠外肿瘤易感。遗传性大肠癌可根据有无多发性息肉病，分为遗传性息肉病和遗传性非息肉病性结直肠癌两大类。根据不同的突变基因，可将遗传性大肠癌分为多种亚型，其中最常见的是Lynch综合征和家族性腺瘤性息肉病（表2）。

表2　不同类型遗传性大肠癌及致病基因

疾病名称	基因名称
Lynch综合征	*MLH1,MSH2,MSH6, PMS2,EPCAM*
家族性腺瘤性息肉病（FAP）	*APC*
MUTYH-相关息肉病（MAP）	*MUTYH*
少年息肉病综合征（JPS）	*BMPR1A,SMAD4*
多发性错构瘤综合征	*PTEN*
黑斑息肉综合征（PJS）	*STK11*

疾病名称	基因名称
锯齿状息肉病综合征（SPS）	*RNF43*
聚合酶校对功能相关息肉病（PPAP）	*POLE*，*POLD1*
Li-Fraumeni综合征	*TP53*
常染色体隐性息肉病	*NTHL1*，*MSH3*

遗传性大肠癌的诊断方式、治疗策略和随访监测及家族成员中突变携带者筛查和监测管理均与散发性患者显著不同。此次，《遗传性大肠癌的临床诊治、随访和家系管理中国专家共识》按照遗传性非息肉病性和遗传性息肉病性结直肠癌两大临床类型，分别阐述疾病定义和临床病理特征，并推荐临床筛查、诊断、治疗、随访以及家系的管理策略。

（一）遗传性非息肉病性结直肠癌

1.Lynch综合征

（1）致病基因和病理特征如下。

Lynch综合征为常染色体显性遗传肿瘤综合征，占大肠癌总体的3%~5%。Lynch综合征由*MMR*基因中的*MLH1*、*MSH2*、*MSH6*和*PMS2*的致病性突变引起。此外，与*MSH2*基因5'端序列靠近的*EPCAM*基因的3'

序列在出现大片段缺失、重排时可和 *MSH2* 基因融合，导致 *MSH2* 的表达沉默，是 LS 另一罕见的发病原因。分子病理学特征中免疫组织化学染色显示 MMR 蛋白表达缺失（dMMR）。此外，*MMR* 基因突变时可引起微卫星序列的延长和缩短，即微卫星不稳定（MSI）。

（2）临床筛查标准如下。

Lynch 综合征过去通过临床和家族史特征进行诊断，但现在，临床诊断标准逐渐被视为筛查标准。目前使用 1991 年国际 HNPCC 合作小组制定的 Lynch 综合征 Amsterdam Ⅰ 诊断标准和 1999 年修改的 Amsterdam Ⅱ 标准。由于 90% 以上 Lynch 综合征患者的肿瘤存在 MSI，国际 HNPCC 合作小组制定了 Bethesda 筛查标准，符合标准的患者建议检测肿瘤是否存在 MSI。

（3）分子诊断手段如下。

遗传性大肠癌的诊断依赖于各种分子病理学检测手段，检出 MMR 基因的致病性胚系突变是诊断 Lynch 综合征的"金标准"。

1）IHC。IHC 检测提示任一 MMR 蛋白（MLH1、MSH2、MSH6、PMS2）缺失即为 dMMR，如 4 个 MMR 蛋白均阳性表达，则称为错配修复功能完整（pMMR）。

若有 MLH1 蛋白表达缺失，需排除 *BRAF* V600E 基因突变或 *MLH1* 启动子区甲基化。

2）MSI。MSI 的检测位点主要有 1998 年美国国立癌症研究的 5 个位点分别为 BAT-25、BAT-26、D2S123、D5S346 和 D17S250；以及 2006 年 Promega 分析系统的 5 个位点分别为 BAT-25、BAT-26、NR21、NR24 和 Mono-27，并增加 Penta C 和 D 用于识别样本。两组位点均可应用于临床检测，判读标准相同：大于等于 2 个位点不稳定则称为微卫星高度不稳定（MSI-H）；1 个位点不稳定称为微卫星低度不稳定（MSI-L）；0 个位点不稳定则称为微卫星稳定（MSS）。近年来，有采用 NGS 的平台进行 MSI 检测，准确度也可达 95% 以上。

3）胚系基因检测。对经 IHC 检测确定的 dMMR 患者，需接受 *MLHI*、*MSH2*、*MSH6*、*PMS2* 和 *EPCAM* 5 个基因的胚系突变检测。胚系突变的检测样本可源于外周血细胞 DNA 或其他正常细胞的 DNA。对部分蛋白表达缺失，但未检出突变者，可采用 MLPA 法检测 MMR 基因的大片段缺失和重排。先证者明确特定基因突变后，可使用一代测序筛查家族成员是否携带特定位点的突变。

（4）Lynch综合征患者及其家系管理。

与普通人群比较，Lynch家系中携带有*MMR*基因胚系突变的携带者患结直肠癌、子宫内膜癌以及其他恶性肿瘤（包括胃癌和卵巢癌等）的终身风险明显升高。对携带有 MMR 胚系突变的个体，建议加强肿瘤的个体化监测（表3）。

表3　Lynch综合征风险管理和随访指引

相关肿瘤	发生率	筛查手段和时间间隔	开始年龄
MLH1/MSH2/EPCAM 突变携带者			
结直肠癌	52%~82%	每1~2年结肠镜检查	20~25岁
子宫内膜癌	25%~60%	依据个人情况每年子宫内膜取样生育后子宫切除术	生育后
胃癌	6%~13%	每3~5年胃镜和/或胶囊内镜	30~35岁
卵巢癌	4%~12%	生育后双侧输卵管-卵巢切除术依据个人情况阴道超声和CA125检测	生育后
小肠肿瘤	3%~6%	每3~5年胃镜检查	30~35岁
输尿管/肾盂	1%~4%	每年1次尿检	25~30岁
胰腺癌	1%~6%	依据个人情况内镜超声和磁共振胰胆管成像	-
中枢神经系统肿瘤	1%~3%	每年1次常规体检	25~30岁

相关肿瘤	发生率	筛查手段和时间间隔	开始年龄
MSH6 突变携带者			
结直肠癌	22%~69%	每1~3年结肠镜检查	30~35岁
子宫内膜癌	16%~71%	子宫切除术	生育后
卵巢癌	可能增加	双侧输卵管-卵巢切除术	生育后
胰腺癌	可能增加	依据个人情况内镜超声和磁共振胰胆管成像	—
PMS2 突变携带者			
结直肠癌	20%	每1~3年结肠镜检查	35~40岁
子宫内膜癌	15%	目前没有针对性的医疗管理指南	—
胰腺癌	可能增加	依据个人情况内镜超声和磁共振胰胆管成像	—

（5）Lynch综合征的患者和突变携带者的化学预防。

Lynch综合征的药物的化学预防中阿司匹林最受关注，根据CAPP2的结果显示，Lynch综合征患者每天口服大于或等于75 mg阿司匹林可大幅降低患肠癌的风险；阿司匹林的保护效果在至少2年之后才显现出来；根据随访时间推测阿司匹林的保护效果可能持续20年。2013年启动的CAPP3研究正比较不同剂量阿司匹林（600/300/100 mg）干预后5年对大肠癌的预防作用，结论尚未得出。因此，Lynch综合征患者或MMR基因突变携带者尚不推荐常规使用阿司匹林。

2. Lynch样综合征

在肿瘤IHC显示为dMMR或MSI-H的大肠癌患者中，排除MLH1启动子甲基化和BRAF V600E突变者，高达50%~70%的患者未能检出MMR基因的致病性突变者被定义为Lynch样综合征。与Lynch综合征相比，Lynch样综合征的大肠癌的中位起病年龄较晚，为48岁；远端大肠癌比例较高。值得注意的是，Lynch样综合征患者中多原发肠癌的发生率与Lynch综合征者无显著差异。因此，也需要接受密切的结直肠镜随访，可参照Lynch综合征患者的检测频率。

3. 家族性大肠癌X型

家族性结直肠癌X型（FCCTX）指符合Amsterdam标准，但是肿瘤组织呈MSS、pMMR或未检测到MMR基因胚系突变的患者。与Lynch综合征相比，FCCTX患者的肠癌发病平均年龄较晚，为53岁。大肠癌发病部位常见于左半结肠和直肠。FCCTX与Lynch综合征相比，黏液腺癌、低分化癌的比例较低。目前，FCCTX被认为是一类异质性极大的家族性结直肠癌，致病的候选基因仍在不断探索。即使如此，由于较为强烈的家族性肠癌病史，FCCTX的家系成员仍推荐早期接受肠镜监测和筛查，必要时可接受胚系基因检测，以发掘潜在的肠癌易感基因。

（二）遗传性息肉病性结直肠癌

1. 遗传性腺瘤性息肉病

家族性腺瘤性息肉病（FAP）是一种以结直肠多发腺瘤为特征的常染色体显性遗传的综合征，约占大肠癌的1%。

（1）致病基因和临床病理特征。

FAP由抑癌基因*APC*突变造成，其表现型可因突变位点的不同而不同。最常见的*APC*基因突变形式为DNA序列变化导致终止密码提前出现。典型FAP表现为遍布整个大肠、数目超过100个以上的腺瘤性息肉和微腺瘤。患者十几岁时开始出现腺瘤，如不治疗，至40岁时100%的患者会转变为结直肠癌。根据腺瘤数目，FAP分为2个亚型：经典型（CFAP）和衰减型（AFAP）。FAP患者还可发生甲状腺癌、腹壁韧带样瘤、皮肤、骨和眼的非肿瘤性生长如骨瘤病、皮脂囊肿、先天性视网膜色素上皮肥大症等消化道外病变。

（2）临床筛查及诊断。

FAP 中近 1/3 病例的基因变异属新发，且新发基因变异个体可以将变异基因传给后代，遗传概率为 50%。2021 版 NCCN 指南推荐符合下述任一条件者，进行 APC 基因检测：大于 20 个腺瘤的个人病史；家族中存在已知的 *APC* 基因变异；硬纤维瘤、肝母细胞瘤、甲状腺乳头状癌、多灶/双侧先天性视网膜色素上皮肥厚（CHRPE）个人病史。需对临床表型、家族史和个人史符合 FAP 标准的患者进行 APC 基因变异检测。

（3）家系管理。

CFAP 患者的监测管理：

结肠癌：若患者行全结肠切除并回肠直肠吻合（TAC/IRA），则根据息肉负担每 6~12 个月对直肠进行 1 次内镜评估。若患者行全大肠切除及回肠贮袋肛管吻合（TPC/IPAA）或全大肠切除并单腔回肠造口（TPC/EI），则视息肉负担每 1~3 年进行 1 次内镜下评估回肠储袋或回肠造口。对于具有绒毛状组织结构和/或高度不典型增生的大型扁平息肉，监测频率应增加至每 6 个月 1 次。

结肠外肿瘤：① 十二指肠癌或壶腹周围癌：从 20~25 岁或结肠切除术前进行上内窥镜检查，监测间隔频率取决于十二指肠腺瘤的严重程度。② 胃基底腺息肉在FAP中常见，只有在高度不典型增生的情况下，才应考虑息肉切除。非基底腺胃息肉应在内窥镜下监测切除。对于内镜下息肉无法切除，活检发现高度异型增生或浸润性癌的患者，应转诊进行胃切除。③ 甲状腺癌：从青少年晚期开始，每年进行 1 次甲状腺超声检查。④ 硬纤维瘤：每年进行腹部触诊。若有硬纤维瘤家族史，考虑结肠切除术后 1~3 年内进行 MRI 或 CT 扫描，然后每 5~10 年复查。⑤ 小肠息肉和肿瘤：可以考虑在硬性纤维瘤的 CT/MRI 检查中加入小肠显像，尤其是在十二指肠息肉病进展的情况下。⑥ 肝母细胞瘤：5 岁前每 3~6 个月行肝脏触诊、超声及 AFP 检测。

（4）化学预防。

多项流行病学研究发现长期服用非甾体类抗炎药物的人群的大肠癌危险度下降40%~50%，甚至胃癌和食管癌的危险度也有显著下降。COX2抑制剂塞来昔布已获批应用于FAP患者，用法为 800 mg/日（400 mg bid），并需定期复查肠镜。但是COX2抑制剂可能增加心血管事件的发生风险，因此化学预防价值证据不足，目前存在争议。医师需在谨慎评估患者获益和风险的情况下，于高危人群中使用。

（三）其他息肉病性综合征

1. MUTYH-相关息肉病

MUTYH-相关息肉病（MAP）是一种常染色体隐性遗传综合征，患者易患轻表型腺瘤性息肉病和结直肠癌，是由MUTYH双等位基因胚系突变所致。多数MAP患者肠息肉小于100枚，约5%的MAP患者会发生十二指肠癌。突变携带者或者未行基因检测的患者，须在25~30岁开始行结肠镜随访，若肠镜阴性则每2~3年复查；上消化道内镜检查可以从30~35岁开始。21岁以下患者，若为MUTYH双等位基因变异并且瘤荷较小，建议每1~2年行结肠镜检查，并完全切除息肉；患者年龄增大后，可考虑TPC/IRA；直肠息肉密集而息肉切除术无法控制的患者，可以考虑TPC/IPAA。

2. 错构瘤息肉病综合征

包括幼年型息肉综合征（JPS）和黑斑息肉综合征。

（1）JPS 发病率的致病基因：*SMAD4*、*BMPR1A*。患者少年时期（10岁前）出现结直肠多发息肉，90%的患者有出血和贫血症，约3.5%的患者有相应家族史；遗传性出血性毛细血管扩张（HHT）风险增加。JPS患者从15岁开始行内窥镜筛查，发现肠道息肉后每年进行1次肠镜检查，未发现息肉者每隔2~3年复查；若由于胃息肉导致需要输血的贫血症，可考虑行胃切除术；SMAD4变异的携带者，出生前6个月筛选与HHT相关血管病变。

（2）PJS发病率的致病基因：*STK11*。患者主要特征为恶性胃肠息肉，往往较大且有蒂；患者嘴唇、颊黏膜、外阴、手指和脚趾上皮肤黏膜黑色素沉着；息肉导致肠套叠、肠梗阻、肠出血等并发症。PJS患者从25岁开始每年进行乳腺X光和MRI检查，每6个月进行1次临床乳房检查；青少年后期开始，每隔2~3年进行1次全消化道内窥镜检查；30~35岁开始，每隔1~2年进行1次磁共振胰胆管造影或者内窥镜超声检查；8~10岁开始行小肠CT、MRI、肠镜检查或胶囊内镜检查；从18~20岁开始每年行盆腔/阴道超声或者宫颈涂片的检查；每年进行睾丸检查和观察女性化特征变化。

3. 锯齿状息肉病综合征（SPS）

锯齿状息肉病综合征是以结肠内多发和/或较大的锯齿状息肉为临床特征的遗传病。WHO建议SPS的临床诊断标准满足以下任何一条即可诊断为SPS：乙状结肠相邻部位有大于等于5个锯齿型息肉，且其中2个直径大于10 mm；乙状结肠临近部位出现任何数量的锯齿状息肉，且其一级亲属罹患锯齿状息肉病；结肠任何部位分布大于20个锯齿状息肉。SPS继发结直肠癌的风险较高，因此，SPS的外科治疗仍以内镜下清除其结肠内的锯齿状息肉为主。如因息肉大小、数目的原因结肠镜检查无法清除全部结肠息肉，或患者无法耐受频繁的结肠镜检查，或结肠镜检查发现息肉恶变时，应建议患者行全结肠切除、回肠直肠吻合术。临床上对SPS患者应该密切随访监测，建议患者每1~2年进行1次结肠镜或染色内镜检查以切除所有的息肉。先证者的一级亲属应该从比先证者发病年龄小10岁开始，每1~2年进行1次结肠镜筛查。

四、遗传性胃癌

胃癌在全球致死率位列恶性肿瘤前三。虽然大多数胃癌为散发，但约10%表现出家族聚集性特征。在胃癌发病率低的地区，大多数家族性胃癌可能由遗传性致病突变导致。普遍认为遗传性胃癌占全球胃癌的1%~3%，主要表现为三大肿瘤综合征：遗传性弥漫性胃癌（HDGC）、胃腺癌和胃近端息肉病（GAPPS）以及家族性肠型胃癌（FIGC），这些综合征以胃癌为最主要的临床表现。此外，遗传性胃癌还包括以胃癌为次要表现的胃肠道遗传综合征，如Lynch综合征、JPS、PJS、FAP等，这些综合征以家族遗传性结直肠癌为主要表现，但同时有较高的胃癌发病率。其中遗传弥漫性胃癌因其不易被早期诊断、对化疗不敏感和预后较差等特征受临床关注较多，研究发现约40%的HDGC家系携带遗传易感基因致病突变。

家族聚集性特征（如兄弟姐妹或后代高发）是临床发现疾病是否有遗传特性的首要环节。目前临床常通过肿瘤家族史、组织分型和肿瘤发病年龄等临床表型信息来指导遗传性肿瘤综合征易感基因检测和临床监测。而新兴、快速、经济，并且覆盖基因广、涵盖变异类型全的测序技术将有望推动发现新的肿瘤遗传易感基因，从而指导遗传易感基因检测和胃癌高危人群及家系的健康管理。

HDGC是第一个被发现的遗传性胃癌综合征，由CDH1遗传致病变异引起。此外，CTNNA1也被发现可导致HDGC。一些早发弥漫性胃癌患者虽无明确肿瘤家族史，但其携带有CDH1胚系变异，这一发现证实

CDH1在肿瘤发生中的重要作用，且有助于发现HDGC的新发突变系。HDGC家系中患乳腺小叶癌的风险也显著提高。尽管HDGC家系中也发现结直肠癌患者，但其在HDGC家系中的发病风险是否高于普通人群尚不明确。此外，由CDH1基因缺陷引起的HDGC家系中可能出现唇腭裂等先天畸形的症状，但因其较罕见，故不能作为确诊HDGC的临床特征，但在对风险家系进行临床遗传咨询时也需注意收集此类信息。根据已发表的研究数据，突变携带者80岁时弥漫性胃癌的外显率高达80%以上，且女性罹患乳腺小叶癌的风险为60%。据计算，女性80岁患胃癌和乳腺癌的合并风险高达90%。目前，基于大样本量的携带CDH1突变HDGC家系的胃癌外显率尚未公布。

GAPPS于2012年被发现并提出，其临床特征是局限于胃近端的常染色体显性遗传性胃底腺息肉病（包括异型增生病变和/或肠型胃腺癌），且无十二指肠或结直肠息肉病或其他遗传性胃肠道癌症综合征。此类综合征具有不完全外显的特征。目前，导致GAPPS的遗传因素可能与APC基因启动子区1B区有关，但具体机制尚不明确。

FIGC的主要临床特征是肠型胃癌，在许多肠型胃癌的家系中表现出常染色体显性遗传模式。当组织病理报告支持肠型胃癌，且家系中出现分离特征但未伴有胃息肉时，临床诊断应考虑FIGC的可能性。导致FIGC的遗传因素尚不明确，此外，由于FIGC较罕见，仅有少数文献报道过针对此类综合征的风险管理和临床管理建议。

除上述与胃癌发病风险直接相关的综合征外，其他遗传性肿瘤综合征也能增加胃癌发病风险，此类综合征患者也应考虑采取相应的胃癌相关的健康管理措施。Lynch综合征由错配修复基因突变引起，具有微卫星不稳定的特征，并可显著提高突变携带者的结直肠癌发病风险。Lynch综合征突变携带者发生胃癌的比例为1.6%，且大多为肠型胃癌。MLH1和MSH2胚系突变携带者发生胃癌的风险分别为4.8%和9%。建议Lynch综合征基因突变携带者通过食管胃十二指肠镜的方式进行监测。

Li-Fraumeni综合征患者因携带TP53基因胚系变异，一般在45岁左右可能发生包括胃癌在内的多种恶性肿瘤。*TP53*突变携带者的胃癌发生率为1.8%~4.9%。40%的*TP53*突变家系至少有一例胃癌患者，且多为早发病例，其患病年龄范围为24~74岁，平均43岁，中位年龄36岁。因此，定期对年轻 *TP53* 突变携带者行食管胃十二指肠镜监测有重要意义。

五、遗传性前列腺癌

前列腺癌发病率位居全球男性恶性肿瘤第2位，中国前列腺癌年发病率为10.23/10万。据估计40%~50%的前列腺癌具有遗传因素的影响，流行病学和家系研究证实前列腺癌有明显的家族聚集性，特别是在早发前列腺癌中，遗传因素扮演了尤为重要的角色。尽管目前还未对遗传性前列腺癌有明确定义，但与散发病例相比，遗传性前列腺癌患者的发病年龄早、肿瘤侵袭性强、预后差。目前已证实多个DNA损伤修复（DDR）基因的胚系突变与前列腺癌遗传易感性相关，且可作为药物靶点用于治疗选择，因此遗传性前列腺癌的治疗与管理策略较散发性存在较大差异。

（一）与家族遗传性前列腺癌相关的胚系基因突变

以 *BRCA1/2* 为代表的DDR基因是迄今为止认识最充分的前列腺癌高风险基因，据报道，*BRCA1/2* 胚系突变使携带者的前列腺癌发病风险分别增加了3倍和7倍。最近一项纳入1836名中国前列腺癌患者的研究也证实

BRCA2 胚系突变与前列腺癌发病风险显著相关（OR=15.3）。具有 *BRCA1/2* 胚系突变的患者表现出更具有侵袭性的肿瘤特征，如 Gleason 评分更高、疾病进展更快、诊断时淋巴结转移更多，以及根治性前列腺切除术或放疗的预后更差等。除 *BRCA1/2* 基因外，其他 DDR 基因如 *ATM*、*CHEK2* 或 *PALB2* 的胚系突变也可能在不同程度上增加了前列腺癌的发病风险，与肿瘤快速进展和不良预后相关。

携带错配修复基因（*MLH1*、*MSH2*、*MSH6* 和 *PMS2*）胚系突变的健康男性罹患前列腺癌风险比非携带者高出 3%，与 *MLH1* 和 *MSH6* 相比，*MSH2* 突变携带者的前列腺癌风险要高得多。在中国人群中，*MSH2* 胚系突变大大增加了前列腺癌的患病风险（OR=15.8）。值得注意的是，*MMR* 基因胚系突变患者的前列腺癌表现出更具侵袭性的临床和病理特征，更易进展为去势抵抗性前列腺癌，且 *MSH2/MSH6* 缺失的患者预后较差。

既往在欧美人群研究中发现 *HOXB13* 的胚系突变与遗传性前列腺癌风险增加相关，但中国前列腺癌遗传学联合会的研究数据显示，671 例中国患者中仅 3 例携带 *HOXB13* 突变，且其突变热点 G135E 与高加索人群不一致。目前尚无靶向 *HOXB13* 突变的药物可供治疗选择，该突变仅对直系家属的肿瘤风险评估具有价值。

（二）遗传风险评估及基因检测

1. 目标人群与检测内容

遗传性前列腺癌的风险评估需结合前列腺癌患者的家族史、临床及病理学特征。其中家族史需考虑：①是否有兄弟、父亲或其他家族成员在60岁前诊断为前列腺癌或因前列腺癌死亡；②是否在同系家属中具有3名及以上包括胆管癌、乳腺癌、胰腺癌、前列腺癌、卵巢癌、结直肠癌、子宫内膜癌、胃癌、肾癌、黑色素瘤、小肠癌及尿路上皮癌的患者，特别是其确诊年龄不超过50岁；③患者个人是否有男性乳腺癌或胰腺癌病史；④是否已知家族携带相关胚系致病基因突变。

对初诊未行风险评估、极低风险至中风险的前列腺癌患者，明确家族史及遗传咨询是检测前的必要步骤：①具有明确相关家族史、已知家族成员携带胚系致病基因突变的上述风险级别患者，推荐行DDR基因（特别是 *BRCA2*、*BRCA1*、*ATM*、*PALB2*、*CHEK2*、*MLH1*、*MSH2*、*MSH6*、*PMS2*）的胚系变异检测；②家族史不详的上述风险级别患者，需结合临床特征进行遗传咨询后综合判断是否有必要进行相关检测。对高风险、极高风险、局部进展及转移性前列腺癌患者，推荐DDR基因（特别是 *BRCA2*、*BRCA1*、*ATM*、*PALB2*、*CHEK2*、*MLH1*、*MSH2*、*MSH6*、*PMS2*）的胚系变异检测。

前列腺导管内癌（IDC-P）和前列腺导管腺癌（DAP）是前列腺癌中具有独特病理学特征的亚型。DAP发生率较低，仅占全部前列腺癌患者的1%；而IDC-P在样本类型、风险及临床分期不同的前列腺癌患者中所占比例不同：在低风险、中风险、高风险及转移复发前列腺癌中，IDC-P的比例分别为2.1%、23.1%、36.7%及56.0%。与腺癌患者相比，IDC-P和DAP患者基因组不稳定、错配修复基因及DDR基因（特别是*BRCA2*基因突变）变异比例更高，预后较差。因此，对具有该病理学特征的前列腺癌患者，不论是否存在明确的肿瘤家族史，均推荐进行胚系基因检测。

表4　推荐行遗传性前列腺癌风险评估的目标人群与检测内容

推荐检测的基因	目标人群
BRCA2，*BRCA1*，*ATM*，*PALB2*，*CHEK2*，*MLH1*，*MSH2*，*MSH6*，*PMS2*	◊ 有明确肿瘤家族史； ◊ 已知家族成员携带上述基因致病突变； ◊ 有可疑或不详家属史，经充分遗传咨询评估后推荐；
其他DNA损伤修复基因（*CDK12*，*RAD51C*，*RAD51D*，*BRIP1*，*ATR*，*NBN*，*MRE11A*，*FAM175A*，*EPCAM*）	◊ 肿瘤组织检测发现上述基因致病突变未进行胚系验证； ◊ 导管内癌及导管腺癌； ◊ 高风险及以上、局部进展及转移性临床特征
HOXB13	有明确肿瘤家族史

2.家系随访及管理

对前列腺癌患者行基因检测后，如在先证者中发现存在致病性胚系*DDR*基因突变（如胚系*BRCA1/2*致病性突变），则应与患者重点讨论*BRCA1/2*突变在前列腺癌发病倾向中的作用，以及罹患与*BRCA1/2*突变相关的其他癌症的风险及其对应的早诊早筛方式，包括乳腺癌、胰腺癌和黑色素瘤等。另外，应充分告知先证者亲属相关肿瘤遗传风险，并建议进行相同位点的基因检测以确认是否遗传此突变。对于携带突变的男性健康亲属，建议讨论更积极的前列腺癌筛查策略。本专家共识推荐*BRCA1/2*突变携带者应在40岁后开始进行前列腺癌筛查，包括PSA筛查与肛门直肠指检。有研究表明，多参数磁共振（mpMRI）对*BRCA1/2*突变携带者的前列腺癌具备较高的诊断效力，并推荐年龄大于55岁的*BRCA1/2*突变携带者一旦发现PSA升高应立即行mpMRI进一步明确诊断。对携带突变的女性健康亲属，应重点关注乳腺癌、卵巢癌等肿瘤的风险评估、早诊早筛与风险管理。

对未发现携带致病性DDR胚系突变且家族中未见已知突变的患者，建议基于家族史推荐适当的肿瘤筛查方式，对患者的男性健康一级亲属，建议在40岁后开始前列腺癌筛查。如检测报告提示检测基因存在意义未明突变（VUS），目前遗传检测领域的共识是发现VUS后不会立即改变诊疗建议，而是建议长期随访，收集更多的证据，最终决定是否需要对这些VUS重新分级并重新制定诊疗方案。通常在一段时间后，部分VUS会被重新分级为致病性/可能致病性（与疾病相关）/良性，遗传实验室将通知指定医生面谈病情，商讨后续诊疗方案。

六、遗传性肾癌

遗传性肾癌是一类可引起肾细胞癌的遗传性疾病的统称，多以遗传性综合征的形式出现，肾细胞癌可能仅是其中一个表现。遗传性肾癌的发病机制和临床表现不同于散发性肾癌，治疗原则更大不相同。

（一）遗传性肾癌的诊断

肾癌领域中，遗传易感性是一个既有趣又复杂的话题。随着对肾癌相关遗传性综合征的认识不断增加，目前已知至少有十余种遗传肿瘤综合征会导致罹患肾癌的风险明显升高。遗传性肾癌的患者往往发病年龄较早，病灶常表现为双侧多发和不均一性。常见的肾癌相关遗传性肿瘤综合征及其对应的致病基因见（表5）。

表5 遗传性肾癌综合征及其致病基因

综合征	致病基因	基因位置	肾癌病理类型
von hippel-lindau综合征（VHL综合征）	*VHL*	3p25	透明细胞癌，乳头状透明细胞癌
结节性硬化综合征（TSC）	*TSC1* *TSC2*	9q34 16p13	血管平滑肌脂肪瘤，上皮样血管平滑肌脂肪瘤
遗传性乳头状肾细胞癌（HPRC）	*MET*	7q31	Ⅰ型乳头状肾细胞癌
遗传性平滑肌瘤和肾细胞癌（HL-RCC）	*FH*	1q42.3-43	Ⅱ型乳头状肾细胞癌
Birt-Hogg-Dubé综合征（BHD综合征）	*FLCN*	17p11.2	嗜酸细胞瘤，嫌色细胞癌，混合性嫌色细胞/嗜酸细胞肿瘤

综合征	致病基因	基因位置	肾癌病理类型
3号染色体易位相关的家族性肾透明细胞癌	染色体易位	（3：6，3：8，3：11）	透明细胞癌
BAP1癌症综合征	*BAP1*	3p21	透明细胞癌
Cowden综合征（PTEN错构瘤综合征）	*PTEN*	10q23	透明细胞癌，乳头状细胞癌和嫌色细胞癌
Lynch综合征（遗传性非息肉病性结直肠癌）	*MLH1* *MSH2* *MSH6* *PMS2*	3p22 2p21-p16.3 2p16 7p22	尿路上皮癌（上尿路）
遗传性嗜铬细胞瘤和副神经节瘤（SDH-RCC）	*SDHA* *SDHB* *SDHC* *SDHD*	5p15 1p36 1q23 11q23	透明细胞癌
甲状旁腺功能亢进-颌骨肿瘤综合征	*CDC73*	1q31	Wilms瘤；肾囊肿；肾错构瘤和腺癌
MITF肿瘤综合征	*MITF*	3p14	文献较少；可能为透明细胞癌和乳头状细胞癌的混合型肿瘤

（二）遗传性肾癌综合征的主要表现

因为遗传性肾癌常以综合征的形式出现，有经验的临床医生可根据患者的临床表现、家族史、病史、既往史等做出临床诊断，但这对基层医疗机构医生的难度较大。遗传性肾癌综合征的主要临床表现见表6。

表6 遗传性肾癌综合征的主要临床表现

综合征	主要临床表现
VHL综合征	肾透明细胞癌；肾囊肿；视网膜和中枢神经系统血管母细胞瘤、胰腺囊肿及神经内分泌肿瘤、嗜铬细胞瘤、内淋巴囊肿瘤、阔韧带及附睾囊腺瘤，等等
TSC	肾血管平滑肌脂肪瘤、血管纤维瘤、低黑色素斑、沙绿斑、室管膜下巨细胞星形细胞瘤、癫痫发作、口腔黏膜病变等
HPRC	Ⅰ型乳头状肾细胞癌
HLRCC	Ⅱ型乳头状肾细胞癌，皮肤平滑肌瘤、子宫肌瘤，肾上腺结节，等等
BHD综合征	肾癌：嫌色细胞癌和嗜酸细胞瘤成分的混合型肿瘤，嫌色细胞癌、透明细胞癌、嗜酸细胞瘤；皮肤纤维毛囊瘤、毛盘瘤和毛周纤维瘤；多发肺大疱/肺囊肿，自发性气胸，腮腺嗜酸细胞瘤，面部和躯干的脂肪瘤，等等
3号染色体易位相关的家族性肾透明细胞癌	肾透明细胞癌
BAP1癌症综合征	肾透明细胞癌，葡萄膜黑色素瘤，皮肤黑色素瘤，恶性胸膜间皮瘤等
Cowden综合征	肾透明细胞癌、乳头状细胞癌和嫌色细胞癌，大头畸形、乳腺癌及纤维囊性变、甲状腺癌、子宫内膜癌、前列腺癌、结肠息肉、面部毛状瘤，等等
Lynch综合征	尿路上皮癌，结直肠癌，子宫内膜癌，卵巢癌，胃癌，等等

续表

综合征	主要临床表现
遗传性嗜铬细胞瘤和副神经节瘤	肾透明细胞癌,嗜铬细胞瘤、副神经节瘤,胃肠道间质肿瘤
甲状旁腺功能亢进-颌骨肿瘤综合征	Wilms瘤,肾囊肿,肾错构瘤和腺癌,甲状旁腺功能亢进、甲状旁腺癌、颌骨纤维瘤、子宫癌
MITF肿瘤综合征	肾细胞癌,黑色素瘤、胰腺癌、嗜铬细胞瘤

（三）遗传性肾癌的基因检测

基因检测是诊断遗传性肾癌的必要手段。一份准确的基因诊断报告是优生优育、风险分层的基础，比如大量研究显示VHL综合征患者的分型、预后风险与VHL基因突变类型密切相关。市面上有很多针对遗传性肾癌筛查的测序产品，建议在选择基因检测项目时，应至少包含下面列表中提到的基因（表7）。

表7 遗传性肾癌相关基因检测列表

基因列表					
BAP1	CDC73	CDKN2B	FH	FLCN	MET
MITF	PBRM1	PTEN	SDHB	SDHC	SDHD
TSC1	TSC2	VHL	PMS2	PTEN	MSH6
APC	ATM	BARD1	BRCA1	BRCA2	CHEK2
DICER1	DIS3L2	EPCAM	HSPC300	MLH1	MSH2

基因列表					
RECQL4	*SDHA*	*SMARCA4*	*SMARCB1*	*TP53*	*WT1*
MUTYH	*PALB2*	*RAD51C*			

（四）肿瘤风险评估

上述提到的致病基因外显率异质性大，部分基因外显率较高，携带者发展为肾癌的风险较高（表8）。

表8　遗传性肾癌综合征患者出现肾癌的风险（%）

综合征	发生肾癌的风险（%）
VHL综合征	30~40
TSC	<5
HPRC	100
HLRCC	15~30
BHD综合征	30
3号染色体易位相关的家族性肾透明细胞癌	30
BAP1癌症综合征	9~13
Cowden综合征	10~15
Lynch综合征	25%（尿路上皮癌）
遗传性嗜铬细胞瘤和副神经节瘤	<10
甲状旁腺功能亢进–颌骨肿瘤综合征	少见，<10
MITF肿瘤综合征	少见，<10

VHL综合征相关性肾癌是最常见的遗传性肾癌。在此仅举例讨论VHL综合征的风险预测办法。根据患者的

临床表现，可将VHL综合征患者分为4型，主要参照指标是根据患者是否出现嗜铬细胞瘤（PHEO）。未出现PHEO的患者诊断为1型VHL综合征；出现PEHO的患者则诊断为2型VHL综合征。2型VHL综合征又可根据是否患有RCC分为2A型（未患有RCC）和2B型（患有RCC），此外，还有仅出现PHEO的2C型。

北京大学第一医院龚侃教授在既往经典结论的基础上，结合中国VHL综合征人群特点，提出了VHL综合征基因型-表型的对应关系（表9）：VHL基因截断突变或HIF-α（VHL基因的下游蛋白）结合区域的错义突变（即编码序列第196—351位）携带者更多地被诊断为1型VHL综合征；VHL基因其他区域错义突变的携带者更多地被诊断为2型VHL综合征。

表9　VHL综合征临床分型方法和基因型-表型对应关系

VHL综合征分型	PHEO	RCC	中枢神经系统血管母细胞瘤	VHL基因突变类型
1型	–	+/–	+/–	截断突变 HIF-α结合区域错义突变
2A型	+	–	+/–	非HIF-α结合区域错义突变
2B型	+	+	+/–	
2C型	+	–	–	

（五）遗传性肾癌的筛查

据报道，遗传性肾癌占所有肾癌的2%~8%。因此遗传性肾癌的筛查和识别很大程度上依赖医生的判断。NCCN指南提到了针对遗传性肾癌的筛查标准，表10列出了一些遗传性肾癌的高危因素，当患者存在这些情况时，应高度警惕遗传性肾癌。

表10 提示可能的遗传性肾癌的因素

因素
早发肾癌（≤46岁）
双侧肾癌
多灶肾癌
家族史（大于或等于1位两代以内的血亲患肾癌）
其他类型肿瘤的家族史
伴有不常见的皮肤病损（如平滑肌瘤、纤维滤泡瘤、血管纤维瘤等）
近亲属被诊断为遗传性肾癌或携带肿瘤易感基因的致病突变

七、遗传性甲状腺癌

家族遗传性甲状腺癌包括遗传性甲状腺髓样癌（HMTC）和家族性甲状腺非髓样癌（FNMTC）。

（一）遗传性甲状腺髓样癌

HMTC约占甲状腺髓样癌（MTC）的25%~30%。根据美国甲状腺协会（ATA）指南，HMTC可分为多发性内分泌肿瘤2A型（MEN2A）和多发性内分泌肿瘤2B型（MEN2B）。MEN2A型根据临床表现可分为四型：经典型MEN2A、MEN2A伴皮肤苔藓淀粉样变（CLA）、MEN2A伴先天性巨结肠（HD）、家族性MTC（FMTC）。MEN2B型以MTC并发黏膜多发性神经瘤为特点，通常在婴儿期发病，且具有很高的侵袭性，早期即可发生淋巴结甚至远处转移。

1. 诊断

（1）MTC的常规诊断。

超声检查是评估MTC的首选影像学方法，对MTC具有较高诊断价值。大约50%的MTC可通过超声引导下细针抽吸（FNA）肿瘤细胞进行病理学诊断。血清降钙素是MTC特异性和敏感度较高的肿瘤标志物，血清降钙素大于或等于100 pg/mL时高度怀疑MTC；10~100 pg/mL时可疑MTC，需联合降钙素激发试验和细针抽吸洗脱液降钙素检测排除非MTC引起的血清降钙素升高。病理诊断是MTC诊断的金标准，MTC的确诊以术后病理诊断结果为依据。对疑似HMTC的患者，收集患者个人史和家族史，在临床表现、术前影像学检查、实验室血清学检查以及术后病理明确MTC的基础上，结合RET基因胚系突变检测来明确HMTC的诊断。

（2）HMTC的基因诊断。

*RET*基因胚系突变是HMTC的遗传学基础，也是HMTC基因诊断的分子依据。95%的MEN2A患者与RET基因10号外显子的第609、611、618、620以及11号外显子的第634密码子发生突变相关。95%的MEN2B患者与RET基因第16号外显子M918T突变相关，不足5%的MEN2B患者携带15号外显子A883F突变。

2. 肿瘤风险评估

对于HMTC根据不同的突变位点进行风险分层（表11）。HMTC风险评估分为3级，分别是最高风险：包括MEN2B病人和*RET*基因M918T突变；高风险：包括*RET*基因C634突变和A883F突变；和中等风险：包括HMTC病人中除M918T、C634、A883F突变之外的病人。

表11 *RET*基因突变位点与MTC侵袭风险等级和PHEO、HPTH、CLA、HD发病率的相关性

RET突变位点	外显子	MTC 侵袭风险等级	PHEO发病率	HPTH发病率	CLA	HD
G533C	8	MOD	+	–	N	N
C609F/G/R/S/Y	10	MOD	+/++	+	N	Y

RET突变位点	外显子	MTC 侵袭风险等级	PHEO 发病率	HPTH 发病率	CLA	HD
C611F/G/S/Y/W	10	MOD	+/++	+	N	Y
C618F/R/S	10	MOD	+/++	+	N	Y
C620F/R/S	10	MOD	+/++	+	N	Y
C630R/Y	11	MOD	+/++	+	N	N
D631Y	11	MOD	+++	–	N	N
C634F/G/R/S/W/Y	11	H	+++	++	Y	N
K666E	11	MOD	+	–	N	N
E768D	13	MOD	–	–	N	N
L790F	13	MOD	+	–	N	N
V804L	14	MOD	+	+	N	N
V804M	14	MOD	+	+	Y	Y
A883F	15	H	+++	–	N	N
S891A	15	MOD	+	–	N	N
R912P	16	MOD	–	–	N	N
M918T	16	HST	+++	–	N	N

注：MTC：甲状腺髓样癌；PHEO：肾上腺嗜铬细胞瘤；HPTH：甲状旁腺功能亢进；CLA：皮肤苔藓淀粉样变；HD：先天性巨结肠；MOD：中等风险，H：高风险，HST：最高风险；Y：阳性；N：阴性；+：0~10%，++：11%~30%，+++：31%~50%。

3. 筛查

HMTC的筛查手段主要包括颈部超声、血清降钙素检测、FNA活检和*RET*基因检测。颈部超声可用于人群中甲状腺结节的初步筛查，对可疑的MTC患者可进一步监测血清降钙素水平或行超声引导下FNA活检。对MTC患者要详细询问家族史，以下人群需要进行*RET*基因筛查：有家族史的MTC患者本人及其一级亲属；在儿童或婴儿期出现MEN2B表现的患者本人及其父母；皮肤苔藓淀粉样变患者；先天性巨结肠病患者；肾上腺嗜铬细胞瘤患者；患有散发性MTC且有检测意愿者。对*RET*突变携带者，在进行预防性甲状腺切除手术前应每6个月至1年进行1次颈部超声检查和血清降钙素检测。

（二）家族性甲状腺非髓样癌

FNMTC是指在排除头颈部射线暴露史后，家族一级亲属间具有2个或2个以上甲状腺非髓样癌（NMTC）患者。FNMTC可分为两类：一类是有明确致病基因的家族性肿瘤综合征，包括FAP、Cowden综合征等；另一类则是非综合征相关且不合并其他内分泌肿瘤或疾病的家族聚集性NMTC。

1. 诊断

NMTC诊断评估方法包括超声检查、超声引导下FNA活检，必要时可以通过术前穿刺获取肿瘤组织进行基因检测辅助诊断或分型。FNMTC特异性胚系致病基因尚不明确，其诊断主要依靠家族史。有研究报道*POT1*、*TCO*、*NMTC1*等基因与FNMTC的易感性相关，但缺乏可重复性。

2. 肿瘤风险评估

FNMTC生物学行为呈现高侵袭性的特点，如发病年龄早，多灶、双侧发病比例高，局部浸润和淋巴结转移率高，容易复发，无病生存期短等，但目前尚未发现FNMTC的特异性致病基因，因此无法根据某个特定基因的变异特征对FNMTC患者进行危险分层。在中国FN-MTC家系研究中，发现不同FNMTC家系中具有不同的肿瘤易感基因变异，包括*APC*、*MSH6*、*BRCA1/2*基因等。不同基因突变导致的甲状腺癌发病风险不同：携带*PTEN*胚系突变的甲状腺癌发病年龄早，甲状腺滤泡癌比率高，容易罹患第二种肿瘤；携带MSH6致病突变的FNMTC患者发生结直肠癌和子宫内膜癌的风险增高。

3. 筛查

对所有NMTC患者均需详细询问家族史，如发现家族成员中有2例或2例以上的NMTC患者，应对其家族内所有20岁以上的一级和二级亲属，尤其是女性，进行一年一次的甲状腺B超扫描筛查。对多发NMTC合并腺瘤样甲状腺肿患者，即使无甲状腺癌家族史，也建议行家族性筛查。

FNMTC无特异性致病基因，故对疑似FNMTC患者可以考虑广泛的多基因筛查。在FAP、Cowden综合征、Carney综合征、Werner综合征等家族性肿瘤综合征中，FNMTC可能是首发表现。因此在FNMTC中筛查肿瘤相关的易感基因，有助于早期发现家族性肿瘤综合征。

八、其他遗传性肿瘤

（一）遗传性黑色素瘤

黑色素瘤是病死率最高的皮肤恶性肿瘤，7%~15%的黑色素瘤病例有黑色素瘤家族史。遗传性黑色素瘤是一种涉及黑色素瘤易感性增高的常染色体显性遗传性疾病，根据黑色素瘤的发病风险，可分为黑色素瘤主导型和黑色素瘤不常见型。

CDKN2A是家族性黑色素瘤中最常见的致病基因，20%~60%遗传性黑色素瘤患者携带CDKN2A/p16致病变异。CDKN2A和CDK4致病变异可见于部分家族性非典型多发性痣性黑素瘤综合征（FAMMM）家族。其他常见的高危易感位点包括端粒保护蛋白复合体基因（*POT1*、*ACD*、*TERF2IP*）、端粒酶逆转录酶基因、*BAP1*

基因。

以下4种临床情况提示可能需要接受遗传咨询和/或检测遗传性黑色素瘤：①早于预期年龄诊断出黑色素瘤；②多名亲属罹患黑色素瘤：在黑色素瘤高发地区（美国、澳大利亚），家族中至少有3名成员受累才能提示遗传易感性，但在黑色素瘤低发病率地区，家族中只要有2名成员患病即可转诊接受遗传咨询和/或检测。③多原发性黑色素瘤：多原发性黑色素瘤病例数量越多，发现CDKN2A致病变异的概率就越大。④家族中有其他癌症患者：黑色素瘤和胰腺癌均与CDKN2A致病变异相关；*BAP1*突变除见于皮肤黑色素瘤与葡萄膜黑色素瘤外，也与肾透明细胞癌、间皮瘤相关；TP53的胚系致病变异与Li-Fraumeni综合征有关，其特征表现为早发型和多原发癌，尤其是肉瘤、乳腺癌、肾上腺皮质癌、脑瘤及白血病。PTEN致病变异导致的Cowden综合征通常与乳腺癌、结肠癌、子宫内膜癌、甲状腺癌及良性错构瘤的风险升高有关。

对来自黑色素瘤易感家族的患者，包括曾接受过黑色素瘤治疗的患者，由接受过黑色素瘤检查训练的医护人员进行皮肤检查至关重要，至少每年应检查1次。若患者存在大量临床特征不典型的痣，则每年应进行至少2次皮肤检查。患者还应接受相应技术培训，进行每月1次的皮肤自检。应采取防晒措施，包括避免正午日光暴露和使用防晒产品。CDKN2A突变携带者应转至熟悉遗传性黑色素瘤筛查的医疗保健提供者处就诊，每隔3~6个月进行一次持续的强化皮肤病学监测，如皮肤镜、全身皮肤摄像。*CDKN2A*或*CDK4*突变携带者的亲属，无论基因检测结果如何，都应该继续接受仔细的皮肤病学监测和严格的防晒。CDKN2A突变携带者应从50岁或比家族中胰腺癌发病年龄早10年开始胰腺癌筛查，常规的检查包括ERCP、CT、MRI、EUS等。

（二）软组织肉瘤相关遗传综合征

肉瘤指来源于骨以及骨外结缔组织的恶性肿瘤，约占人类全部恶性肿瘤的0.7%，但约占儿科恶性肿瘤的21%。部分软组织与骨肉瘤患者，尤其是儿童，肿瘤的发生具有遗传易感性，常见的与遗传相关的肉瘤亚型包括腹膜后/腹腔内软组织肉瘤，硬纤维瘤、恶性外周神经鞘膜瘤、副神经节瘤、平滑肌肉瘤。

Li-Fraumeni综合征（LFS）是由肿瘤蛋白p53基因（*TP53*）胚系变异引起的一种肿瘤易感综合征，以常染色体显性方式遗传。LFS常见肿瘤包括软组织肉瘤、骨肉瘤、乳腺癌、脑肿瘤、肾上腺皮质癌和白血病。经典型LFS诊断标准为存在45岁前诊断出肉瘤的先证者且存在45岁前患任何癌症的一级亲属且存在45岁前患任何癌症或在任何年龄患肉瘤的一级或二级亲属。TP53基因胚系突变的识别可确定诊断。可通过经典型标准、Birch标准和Chompret标准来确定哪些人需要进行分子学筛查。对于已知携带TP53胚系突变的个体，监测应包括密切关注总体健康情况，包括仔细的皮肤和神经系统检查。

1型神经纤维瘤病（NF1）也称为von Recklinghausen病，是常染色体显性遗传性神经皮肤病，有神经系统、骨骼及皮肤表现。该病由编码神经纤维瘤蛋白的NF1基因突变引起。有助于诊断的典型皮肤表现有：①大于或等于6个咖啡牛奶斑，青春期前最大直径大于5 mm，青春期后最大直径大于15 mm；②大于或等于2个任意类型的神经纤维瘤，或1个丛状神经纤维瘤；③腋窝或腹股沟区存在雀斑（Crowe征）。NF1致病基因位于常染色体17q11.2，编码肿瘤抑制蛋白神经纤维蛋白，该蛋白将原癌基因RAS稳定在其非活性形式，从而抑制细胞增殖。此染色体位点缺失与疾病的严重程度相关。两项基于人群的研究表明，年龄在20至50岁之间的NF1突变患者发生恶性外周神经鞘膜瘤（MPNST）的终生风险为8%至16%。

2型神经纤维瘤病（NF2）是中枢型神经纤维瘤病，特征为双侧前庭神经鞘瘤（听神经瘤）、脑膜瘤和脊髓后根神经鞘瘤。NF2通常在青少年期或青春期后不久发病，表现为单侧听力损失。与NF1不同，NF2中的咖啡牛奶斑通常很少、直径大、颜色相对较浅。NF2由编码细胞内膜相关蛋白神经纤维瘤蛋白-22的基因突变所致，该蛋白为肿瘤抑制蛋白，也称为Merlin蛋白。NF2致病基因定位于常染色体22q11.2，患者此基因位点缺失，致使其体内不能产生雪旺氏细胞瘤蛋白。该蛋白的缺失会通过RAS激活增殖信号通路。

施万细胞瘤病又称神经鞘瘤病，是第3种主要的神经纤维瘤病，特征为多发性非皮肤神经鞘瘤（又称施万细胞瘤），不伴双侧前庭神经鞘瘤，大部分病例由抑癌基因SMARCB1和LZTR1的失活突变导致。约有5%的施万细胞瘤病患者会发生脑膜瘤。

Carney-Stratakis综合征，是一种不完全外显的常染色体显性遗传病，特征为副神经节瘤与胃肠道间质瘤的二联征。副神经节瘤多常见于颅底和颈部，也可见于胸部、腹部、盆腔和膀胱，多由SDH基因突变引起，而KIT与PDGFRA活化性突变常导致胃肠道间质瘤。

遗传性视网膜细胞瘤（RB）与视网膜母细胞瘤基因的胚系突变、生殖细胞（精子和卵子）发生的突变有关，可表现为白瞳，其他常见的主诉包括斜视、眼球震颤和眼部发红。RB长期生存患者发生第二恶性肿瘤（SMN）的风险增加，78%的RB瘤患者在30年后会罹患平滑肌肉瘤。遗传性视网膜母细胞瘤患者*RB1*肿瘤抑制基因均突变。对于疑似RB的患儿应由眼肿瘤科医生评估，进行全面体格检查、眼科麻醉下检查（EUA）、眼部超声、光学相干断层成像术（OCT）、脑部和眼眶MRI。建议对所有患者进行分子基因检测。

参考文献

1. Lynch H T. Family information service and hereditary cancer. Cancer. 2001，91（4）：625-628.

2. Rana H Q，Kipnis L，Hehir K，et al. Embedding a genetic counselor into oncology clinics improves testing rates and timeliness for women with ovarian cancer. Gynecologic oncology，2021，160（2）：457-463.

3. 上海市卫生和计划生育委员会.上海市遗传咨询技术服务管理办法（2018版）.2018.

4. Lastra-Aras E，Robles-Diaz L，Guillen-Ponce C，et al. SEOM recommendations on the structure and operation of hereditary cancer genetic counseling units（HCGCUs）. Clinical & translational oncology，2013，15（1）：20-25.

5. Daly M B，Pal T，Berry M P，et al. Genetic/familial high-risk assessment：breast，ovarian，and pancreatic，version 2.2021，NCCN Clinical Practice Guidelines in Oncology. Journal of the National Comprehensive Cancer Network，2021，19（1）：77-102.

6. Stoll K，Kubendran S，Cohen S A. The past，present

and future of service delivery in genetic counseling: Keeping up in the era of precision medicine. American journal of medical genetics, 2018, 178 (1): 24-37.

7. Ponder B A. Setting up and running a familial cancer clinic. British medical bulletin, 1994, 50 (3): 732-745.

8. 吴旻. 肿瘤遗传学. 北京: 科学出版社, 2004.

9. 中国医学遗传学国家重点实验室遗传咨询门诊. 遗传咨询门诊, 2005.

10. Hemminki K, Mutanen P. Genetic epidemiology of multistage carcinogenesis. Mutation research, 2001, 473 (1): 11-21.

11. Oberguggenberger A, Sztankay M, Morscher R J, et al. Psychosocial outcomes and counselee satisfaction following genetic counseling for hereditary breast and ovarian cancer: A patient-reported outcome study. Journal of psychosomatic research, 2016, 89: 39-45.

12. Burke W, Press N. Ethical obligations and counseling challenges in cancer genetics. Journal of the National Comprehensive Cancer Network, 2006, 4 (2): 185-191.

13. Aparicio T, Darut-Jouve A, Khemissa Akouz F, et al. Single-arm phase II trial to evaluate efficacy and tolerance of regorafenib monotherapy in patients over 70 with previously treated metastatic colorectal adenocarcinoma FFCD 1404 – REGOLD. Journal of geriatric oncology, 2020, 11 (8): 1255-1262.

14. Blay P, Santamaria I, Pitiot A S, et al. Mutational analysis of BRCA1 and BRCA2 in hereditary breast and ovarian cancer families from Asturias (Northern Spain). BMC Cancer, 2013, 13: 243.

15. Blazer K R, Nehoray B, Solomon I, et al. Next-generation testing for cancer risk: perceptions, experiences, and needs among early adopters in community healthcare settings. Genetic testing and molecular biomarkers, 2015, 19 (12): 657-665.

16. Weldon C B, Trosman J R, Liang S Y, et al. Genetic counselors' experience with reimbursement and patient out-of-pocket cost for multi-cancer gene panel testing for hereditary cancer syndromes. Journal of genetic counseling, 2022, 31 (6), 1394-1403.

17.Grant P，Langlois S，Lynd L D，et al. Out-of-pocket and private pay in clinical genetic testing：A scoping review. Clinical Genetics，2021，100（5）：504-521.

18.Douglas M P，Lin G A，Trosman J R，et al. Hereditary cancer panel testing challenges and solutions for the latinx community：costs，access，and variants. Journal of community genetics，2022，13（1）：75-80.

19.Lin G A，Trosman J R，Douglas M P，et al. Influence of payer coverage and out-of-pocket costs on ordering of NGS panel tests for hereditary cancer in diverse settings. Journal of Genetic Counseling，2021，31（1）：130-139.

20.张学，季加孚，徐兵河.肿瘤遗传咨询：肿瘤是遗传疾病.北京：人民卫生出版社，2016.

21.袁俊平，景汇泉.医学伦理学.北京：科学出版社，2012.

22.中华人民共和国国务院.中华人民共和国人类遗传资源管理条例，2019.

23.黄辉，沈亦平，顾卫红，等.临床基因检测报告规范与基因检测行业共识探讨.中华医学遗传学杂志，

2018，35（1）.

24.中华儿科杂志编辑委员会.儿童遗传病遗传检测临床应用专家共识.中华儿科杂志，2019，57（3）.

25.中国医师协会医学遗传医师分会，中华医学会儿科学分会内分泌遗传代谢学组，中国医师协会青春期医学专业委员会临床遗传学组，等.全基因组测序在遗传病检测中的临床应用专家共识.中华儿科杂志，2019，57（6）.

26.Callier S，Simpson R. Genetic diseases and the duty to disclose. The virtual mentor，2012，14（8）：640-644.

27.Patch C，Middleton A. Genetic counselling in the era of genomic medicine. British medical bulletin，2018，126（1）：27-36.

28.Schneider K A. Counselling about cancer：strategies for genetic conseling，3rd edition：Wiley-Blackwell，2012.

29.中国抗癌协会家族遗传性肿瘤专业委员会.中国家族遗传性肿瘤临床诊疗专家共识（2021年版）-家族遗传性卵巢癌.中国肿瘤临床，2021，48（24）：1243-

1247.

30. Networ N C C. Genetic/familial high-risk assessment: breast, ovarian, and pancreatic, version 1.2023, NCCN Clinical Practice Guidelines in Oncology, 2022.

31. Møller P, Sampson J R, Dominguez-Valentin M, et al. Towards evidence-based personalised precision medicine for lynch syndrome. The Lancet Oncology, 2021, 22（9）: e383.

32. Crosbie E J, Ryan N A J, Arends M J, et al. The manchester international consensus group recommendations for the management of gynecological cancers in lynch syndrome. Genetics in medicine, 2019, 21（10）: 239-400.

33. Yagi Y, Abeto N, Shiraishi J, et al. A novel pathogenic variant of the FH gene in a family with hereditary leiomyomatosis and renal cell carcinoma. Human genome variation, 2022, 9（1）: 3.

34. Banno K, Kisu I, Yanokura M, et al. Hereditary gynecological tumors associated with Peutz-Jeghers syndrome（Review）. Oncology letters, 2013, 6（5）: 1184-

1188.

35. Network N C C. Gestational trophoblastic neopasia, version 1.2022, NCCN Clinical Practice Guidelines in Oncology, 2021.

36. Breast Cancer Association C, Dorling L, Carvalho S, et al. Breast cancer risk genes – association analysis in more than 113, 000 women. The New England journal of medicine, 2021, 384 (5): 428-439.

37. Su L, Zhang J, Meng H, et al. Prevalence of BRCA1/2 large genomic rearrangements in Chinese women with sporadic triple-negative or familial breast cancer. Clinical genetics, 2018, 94 (1): 165-169.

38. Hu C, Hart S N, Gnanaolivu R, et al. A population-based study of genes previously implicated in breast cancer. The New England journal of medicine, 2021, 384 (5): 440-451.

39. Yao L, Sun J, Zhang J, et al. Breast cancer risk in Chinese women with BRCA1 or BRCA2 mutations. Breast cancer research and treatment, 2016, 156 (3): 441-445.

40.Deng M，Chen H H，Zhu X，et al. Prevalence and clinical outcomes of germline mutations in BRCA1/2 and PALB2 genes in 2769 unselected breast cancer patients in China. International journal of cancer，2019，145 (6)：1517-1528.

41.Li S，Silvestri V，Leslie G，et al. Cancer risks associated with BRCA1 and BRCA2 pathogenic variants. Journal of clinical oncology，2022，40 (14)：1529-1541.

42.Schon K，Tischkowitz M. Clinical implications of germline mutations in breast cancer：TP53. Breast cancer research and treatment，2018，167 (2)：417-423.

43.Mai P L，Best A F，Peters J A，et al. Risks of first and subsequent cancers among TP53 mutation carriers in the National Cancer Institute Li-Fraumeni syndrome cohort. Cancer，2016，122 (23)：3673-3681.

44.Blair V R，McLeod M，Carneiro F，et al. Hereditary diffuse gastric cancer：updated clinical practice guidelines. The Lancet Oncology，2020，21 (8)：e386-e397.

45.Buist D S，Porter P L，Lehman C，et al. Factors contributing to mammography failure in women aged 40–49 years. Journal of the National Cancer Institute, 2004, 96（19）：1432–1440.

46. Shen S, Zhou Y, Xu Y, et al. A multi–centre randomised trial comparing ultrasound vs mammography for screening breast cancer in high–risk Chinese women. British journal of cancer, 2015, 112（6）：998–1004.

47. Tutt A N J, Garber J E, Kaufman B, et al. Adjuvant olaparib for patients with BRCA1– or BRCA2–mutated breast Cancer. The New England journal of medicine, 2021, 384（25）：2394–2405.

48. Cao W, Xie Y, He Y, et al. Risk of ipsilateral breast tumor recurrence in primary invasive breast cancer following breast – conserving surgery with BRCA1 and BRCA2 mutation in China. Breast cancer research and treatment, 2019, 175（3）：749–754.

49. van den Broek A J, Schmidt M K, van 't Veer L J, et al. Prognostic impact of breast–conserving therapy versus mastectomy of BRCA1/2 mutation carriers compared with noncarriers in a consecutive series of young breast cancer

patients. Annals of surgery, 2019, 270（2）: 364-372.

50. Wan Q, Su L, Ouyang T, et al. Comparison of survival after breast-conserving therapy vs mastectomy among patients with or without the BRCA1/2 variant in a large series of unselected chinese patients with breast cancer. JAMA network open, 2021, 4（4）: e216259.

51. Evron E, Ben-David A M, Goldberg H, et al. Prophylactic irradiation to the contralateral breast for BRCA mutation carriers with early-stage breast cancer. Annals of oncology, 2019, 30（3）: 412-417.

52. Tung N M, Boughey J C, Pierce L J, et al. Management of hereditary breast Cancer: American Society of Clinical Oncology, American Society for Radiation Oncology and Society of Surgical Oncology Guideline. Journal of clinical oncology, 2020, 38（18）: 2080-106.

53. O'Connell R L, Tasoulis M K, Hristova E, et al. Satisfaction with long-term aesthetic and 10 years oncologic outcome following risk-reducing mastectomy and implant-based breast reconstruction with or without nipple preservation. Cancers（Basel）, 2022, 14（15）.

54.中国抗癌协会家族遗传性肿瘤专业委员会.中国家族遗传性肿瘤临床诊疗专家共识（2021年版）（1）——家族遗传性乳腺癌.中国肿瘤临床，2021，48（23）：1189-1195.

55.Sheng S，Xu Y，Guo Y，et al. Prevalence and clinical impact of TP53 germline mutations in Chinese women with breast cancer. International journal of cancer，2020，146（2）：487-495.

56.裘佳佳，胡震，管佳琴.BRCA1/2基因突变乳腺癌患者心理体验的质性研究.上海护理，2017，17（05）：35-38.

57.Warner N Z，Matthews S，Groarke A，et al. A systematic review of psycho-social interventions for individuals with a BRCA1/2 pathogenic variant. Journal of genetic counseling，2021，30（6）：1695-706.

58.Kastrinos F，Samadder N J，Burt R W. Use of family history and genetic testing to determine risk of colorectal cancer. Gastroenterology，2020，158（2）：389-403.

59.Yu H，Hemminki K. Genetic epidemiology of colorectal cancer and associated cancers. Mutagenesis，2020，35

（3）: 207-219.

60. Pearlman R，Frankel W L，Swanson B，et al. Prevalence and spectrum of germline cancer susceptibility gene mutations among patients with early-onset colorectal cancer. JAMA Oncology，2017，3（4）: 464-471.

61. Ma X，Zhang B，Zheng W. Genetic variants associated with colorectal cancer risk: comprehensive research synopsis，meta-analysis，and epidemiological evidence，Gut，2014，63（2）: 326-336.

62. Stoffel E M，Yurgelun M B. Genetic predisposition to colorectal cancer: Implications for treatment and prevention. Seminars in oncology，2016，43（5）: 536-542.

63. Kanth P，Grimmett J，Champine M，et al. Hereditary colorectal polyposis and cancer syndromes: a primer on diagnosis and management. The American journal of gastroenterology，2017，112（10）: 1509-1525.

64. Monahan K J，Bradshaw N，Dolwani S，et al. Guidelines for the management of hereditary colorectal cancer from the british society of gastroenterology（BSG）/association of coloproctology of great britain and ireland

（ACPGBI）/united kingdom cancer genetics group （UKCGG）, Gut, 2020, 69 （3）: 411-444.

65.Lynch H T, Snyder C L, Shaw T G, et al. Milestones of lynch syndrome: 1895-2015. Nature reviews Cancer, 2015, 15 （3）: 181-194.

66.Kloor M, Voigt A Y, Schackert H K, et al. Analysis of EPCAM protein expression in diagnostics of Lynch syndrome. Journal of clinical oncology, 2011, 29 （2）: 223-227.

67.Boland C R, Goel A. Microsatellite instability in colorectal cancer. Gastroenterology, 2010, 138 （6）: 2073-87 e3.

68.Latham A, Srinivasan P, Kemel Y, et al. Microsatellite instability Is associated with the presence of lynch syndrome pan-cancer. Journal of clinical oncology, 2019, 37 （4）: 286-295.

69.Vasen H F, Watson P, Mecklin J P, et al. New clinical criteria for hereditary nonpolyposis colorectal cancer （HNPCC, lynch syndrome） proposed by the International Collaborative group on HNPCC. Gastroenterology，1999，116（6）：1453-1456.

70. Umar A，Boland C R，Terdiman J P，et al. Revised bethesda guidelines for hereditary nonpolyposis colorectal cancer（lynch syndrome）and microsatellite instability. Journal of the National Cancer Institute，2004，96（4）：261-268.

71. Weiss J M，Gupta S，Burke C A，et al. NCCN guidelines（R）insights：genetic/familial high-risk assessment：colorectal，version 1.2021. Journal of the National Comprehensive Cancer Network，2021，19（10）：1122-1132.

72. Mathers J C，Elliott F，Macrae F，et al. Cancer prevention with resistant starch in lynch syndrome patients in the CAPP2-randomized placebo controlled trial：planned 10-year follow-up. Cancer prevention research（Philadelphia，Pa.）．2022，15（9）：623-34.

73. Hampel H，Frankel W L，Martin E，et al. Screening for the lynch syndrome（hereditary nonpolyposis colorectal cancer）．The New England journal of medicine，2005，352（18）：1851-180.

74. Xu Y，Huang Z，Li C，et al. Comparison of molecular，clinicopathological，and pedigree differences between lynch-like and lynch syndromes. Frontiers in genetics，2020，11：991.

75. Lynch H T，de la Chapelle A. Hereditary colorectal cancer. The New England journal of medicine，2003，348（10）：919-932.

76. Xu Y，Li C，Zhang Y，et al. Comparison between familial colorectal cancer type X and lynch syndrome：molecular，clinical，and pathological characteristics and pedigrees. Frontiers in oncology，2020，10：1603.

77. Wu J S，Paul P，McGannon E A，et al. APC genotype，polyp number，and surgical options in familial adenomatous polyposis. Annals of surgery，1998，227（1）：57-62.

78. Jo W S，Chung D C. Genetics of hereditary colorectal cancer. Seminars in oncology，2005，32（1）：11-23.

79. Vasen，Bulow，Leeds Castle Polyposis G. Guidelines for the surveillance and management of familial adenomatous polyposis（FAP）：a world wide survey among 41

registries. Colorectal disease, 1999, 1（4）: 214-221.

80. Schneider J L, Zhao W K, Corley D A. Aspirin and non-steroidal anti-inflammatory drug use and the risk of Barrett's esophagus. Digestive diseases and sciences, 2015, 60（2）: 436-443.

81. Nissen S E, Yeomans N D, Solomon D H, et al. Cardiovascular safety of celecoxib, naproxen, or ibuprofen for arthritis. The New England journal of medicine, 2016, 375（26）: 2519-2529.

82. Cruz-Correa M, Hylind L M, Romans K E, et al. Long-term treatment with sulindac in familial adenomatous polyposis: a prospective cohort study. Gastroenterology, 2002, 122（3）: 641-645.

83. Theodoratou E, Campbell H, Tenesa A, et al. A large-scale meta-analysis to refine colorectal cancer risk estimates associated with MUTYH variants. British journal of cancer, 2010, 103（12）: 1875-1884.

84. Nieuwenhuis M H, Vogt S, Jones N, et al. Evidence for accelerated colorectal adenoma-carcinoma progression in MUTYH-associated polyposis. Gut, 2012, 61

（5）：734-738.

85. Collaborative Group on Duodenal Polyposis in MAP, Thomas L E, Hurley J J, et al. Duodenal adenomas and cancer in MUTYH-associated polyposis: an international cohort study. Gastroenterology, 2021, 160 （3）: 952-954.

86. Giardiello F M, Hamilton S R, Kern S E, et al. Colorectal neoplasia in juvenile polyposis or juvenile polyps. Archives of disease in childhood, 1991, 66 （8）: 971-975.

87. Tacheci I, Kopacova M, Bures J. Peutz-Jeghers syndrome. Current opinion in gastroenterology, 2021, 37 （3）: 245-254.

88. Carballal S, Balaguer F, JEG I J. Serrated polyposis syndrome, epidemiology and management. Best practice & research. Clinical gastroenterology, 2022, 58-59: 101791.

89. Oliveira C, Pinheiro H, Figueiredo J, et al. Familial gastric cancer: genetic susceptibility, pathology, and implications for management. The Lancet Oncology,

2015, 16（2）: e60-70.

90. Roder D M. The epidemiology of gastric cancer. Gastric Cancer. 2002, 5 Suppl 1: 5-11.

91. La Vecchia C, Negri E, Franceschi S, et al. Family history and the risk of stomach and colorectal cancer. Cancer, 1992, 70（1）: 50-55.

92. Guilford P, Hopkins J, Harraway J, et al. E-cadherin germline mutations in familial gastric cancer. Nature, 1998, 392（6674）: 402-405.

93. Majewski I J, Kluijt I, Cats A, et al. An alpha-E-catenin（CTNNA1）mutation in hereditary diffuse gastric cancer. The Journal of pathology, 2013, 229（4）: 621-629.

94. Oliveira C, Pinheiro H, Figueiredo J, et al. E-cadherin alterations in hereditary disorders with emphasis on hereditary diffuse gastric cancer. Progress in molecular biology and translational science, 2013, 116: 337-359.

95. Shah M A, Salo-Mullen E, Stadler Z, et al. De novo CDH1 mutation in a family presenting with early-onset

diffuse gastric cancer. Clinical genetics, 2012, 82 (3): 283-287.

96. Fitzgerald R C, Hardwick R, Huntsman D, et al. Hereditary diffuse gastric cancer: updated consensus guidelines for clinical management and directions for future research. Journal of medical genetics, 2010, 47 (7): 436-444.

97. Frebourg T, Oliveira C, Hochain P, et al. Cleft lip/palate and CDH1/E-cadherin mutations in families with hereditary diffuse gastric cancer. Journal of medical genetics, 2006, 43 (2): 138-142.

98. Kluijt I, Siemerink E J, Ausems M G, et al. CDH1-related hereditary diffuse gastric cancer syndrome: clinical variations and implications for counseling. International journal of cancer, 2012, 131 (2): 367-376.

99. Pharoah P D, Guilford P, Caldas C, et al. Incidence of gastric cancer and breast cancer in CDH1 (E-cadherin) mutation carriers from hereditary diffuse gastric cancer families. Gastroenterology, 2001, 121 (6): 1348-1353.

100. Worthley D L, Phillips K D, Wayte N, et al. Gastric adenocarcinoma and proximal polyposis of the stomach (GAPPS): a new autosomal dominant syndrome, Gut. 2012, 61 (5): 774-779.

101. Yanaru-Fujisawa R, Nakamura S, Moriyama T, et al. Familial fundic gland polyposis with gastric cancer, Gut. 2012, 61 (7): 1103-1104.

102. Caldas C, Carneiro F, Lynch H T, et al. Familial gastric cancer: overview and guidelines for management. Journal of medical genetics, 1999, 36 (12): 873-880.

103. Corso G, Roncalli F, Marrelli D, et al. History, pathogenesis, and management of familial gastric cancer: original study of John XXIII's family. Biomed research international, 2013, 2013: 385132.

104. Rahner N, Steinke V, Schlegelberger B, et al. Clinical utility gene card for: Lynch syndrome (MLH1, MSH2, MSH6, PMS2, EPCAM) - update 2012. European journal of human genetics, 2013, 21 (1).

105. Capelle L G, Van Grieken N C, Lingsma H F, et al.

Risk and epidemiological time trends of gastric cancer in Lynch syndrome carriers in the Netherlands. Gastroenterology, 2010, 138 (2): 487-492.

106. Malkin D, Li F P, Strong L C, et al. Germ line p53 mutations in a familial syndrome of breast cancer, sarcomas, and other neoplasms. Science, 1990, 250 (4985): 1233-1238.

107. Olivier M, Eeles R, Hollstein M, et al. The IARC TP53 database: new online mutation analysis and recommendations to users. Human mutation, 2002, 19 (6): 607-614.

108. Masciari S, Dewanwala A, Stoffel E M, et al. Gastric cancer in individuals with Li-Fraumeni syndrome. Genetics in medicine, 2011, 13 (7): 651-657.

109. Vasen H F, Moslein G, Alonso A, et al. Guidelines for the clinical management of familial adenomatous polyposis (FAP), Gut. 2008, 57 (5): 704-713.

110. Lynch H T, Grady W, Suriano G, et al. Gastric cancer: new genetic developments. Journal of surgical oncology, 2005, 90 (3): 114-33.

111. Arnason T, Liang W Y, Alfaro E, et al. Morphology and natural history of familial adenomatous polyposis-associated dysplastic fundic gland polyps. Histopathology, 2014, 65 (3): 353-362.

112. Offerhaus G J, Entius M M, Giardiello F M. Upper gastrointestinal polyps in familial adenomatous polyposis. Hepatogastroenterology, 1999, 46 (26): 667-669.

113. van Lier M G, Wagner A, Mathus-Vliegen E M, et al. High cancer risk in Peutz-Jeghers syndrome: a systematic review and surveillance recommendations. American journal of gastroenterology, 2010, 105 (6): 1258-64, author reply 65.

114. van Lier M G, Westerman A M, Wagner A, et al. High cancer risk and increased mortality in patients with Peutz-Jeghers syndrome. Gut, 2011, 60 (2): 141-147.

115. Allen B A, Terdiman J P. Hereditary polyposis syndromes and hereditary non-polyposis colorectal cancer. Best practice & research clinical gastroenterology,

2003, 17 (2): 237-258.

116. Howe J R, Sayed M G, Ahmed A F, et al. The prevalence of MADH4 and BMPR1A mutations in juvenile polyposis and absence of BMPR2, BMPR1B, and ACVR1 mutations. Journal of medical genetics, 2004, 41 (7): 484-491.

117. Friedenson B. BRCA1 and BRCA2 pathways and the risk of cancers other than breast or ovarian. Medscape general medicine, 2005, 7 (2): 60.

118. Jakubowska A, Scott R, Menkiszak J, et al. A high frequency of BRCA2 gene mutations in Polish families with ovarian and stomach cancer. European journal of human genetics, 2003, 11 (12): 955-958.

119. Sung H, Ferlay J, Siegel R L, et al. Global cancer statistics 2020: GLOBOCAN estimates of incidence and mortality worldwide for 36 cancers in 185 countries. CA-A cancer journal for clinicians, 2021, 71 (3): 209-249.

120. Lichtenstein P, Holm N V, Verkasalo P K, et al. Environmental and heritable factors in the causation of

cancer—analyses of cohorts of twins from Sweden, Denmark, and Finland. The New England journal of medicine, 2000, 343 (2): 78-85.

121. Edwards S M, Eeles R A. Unravelling the genetics of prostate cancer. American journal of medical genetics, 2004, 129C (1): 65-73.

122. Nyberg T, Frost D, Barrowdale D, et al. Prostate cancer risk by BRCA2 genomic regions. European urology, 2020, 78 (4): 494-497.

123. Zhu Y, Wei Y, Zeng H, et al. Inherited mutations in Chinese men With prostate cancer. Journal of the national comprehensive cancer network, 2021, 20 (1): 54-62.

124. Carter H B, Helfand B, Mamawala M, et al. Germline mutations in ATM and BRCA1/2 are associated with grade reclassification in men on active surveillance for prostate cancer. European urology, 2019, 75 (5): 743-749.

125. Page E C, Bancroft E K, Brook M N, et al. Interim results from the IMPACT study: evidence for prostate-

specific antigen screening in BRCA2 mutation carriers. European urology, 2019, 76（6）: 831-842.

126. Heidegger I, Tsaur I, Borgmann H, et al. Hereditary prostate cancer — primetime for genetic testing? Cancer treatment reviews, 2019, 81: 101927.

127. Wang Y, Dai B, Ye D. CHEK2 mutation and risk of prostate cancer: a systematic review and meta-analysis. International journal of clinical and experimental medicine, 2015, 8（9）: 15708-15715.

128. Rantapero T, Wahlfors T, Kähler A, et al. Inherited DNA repair gene mutations in men with lethal prostate cancer. Genes, 2020, 11（3）: 314.

129. Tan S H, Petrovics G, Srivastava S. Prostate cancer genomics: Recent advances and the prevailing underrepresentation from racial and ethnic minorities. International journal of molecular sciences, 2018, 19（4）.

130. Brandao A, Paulo P, Teixeira M R. Hereditary predisposition to prostate cancer: From genetics to clinical implications. International journal of molecular sciences, 2020, 21（14）.

131. Antonarakis E S, Shaukat F, Isaacsson Velho P, et al. Clinical features and therapeutic outcomes in men with advanced prostate cancer and DNA mismatch repair gene mutations. European urology, 2019, 75 (3): 378-382.

132. Nghiem B, Zhang X, Lam H M, et al. Mismatch repair enzyme expression in primary and castrate resistant prostate cancer. Asian journal of urology, 2016, 3 (4): 223-228.

133. Lin X, Qu L, Chen Z, et al. A novel germline mutation in HOXB13 is associated with prostate cancer risk in Chinese men. Prostate, 2013, 73 (2): 169-175.

134. Porter L H, Lawrence M G, Ilic D, et al. Systematic review links the prevalence of intraductal carcinoma of the prostate to prostate cancer risk categories. European urology, 2017, 72 (4): 492-495.

135. Isaacsson Velho P, Silberstein J L, Markowski M C, et al. Intraductal/ductal histology and lymphovascular invasion are associated with germline DNA-repair gene mutations in prostate cancer. Prostate, 2018, 78 (5):

401-407.

136. Risbridger G P，Taylor R A，Clouston D，et al. Patient-derived xenografts reveal that intraductal carcinoma of the prostate is a prominent pathology in BRCA2 mutation carriers with prostate cancer and correlates with poor prognosis. European urology，2015，67（3）：496-503.

137. Bottcher R，Kweldam C F，Livingstone J，et al. Cribriform and intraductal prostate cancer are associated with increased genomic instability and distinct genomic alterations. BMC cancer，2018，18（1）：8.

138. Segal N，Ber Y，Benjaminov O，et al. Imaging-based prostate cancer screening among BRCA mutation carriers-results from the first round of screening. Annals of oncology，2020，31（11）：1545-1552.

139. 龚侃，张宁，徐万海. 遗传性肾癌——基础与临床. 北京：人民卫生出版社，2021.

140. Liu S J，Wang J Y，Peng S H，et al. Genotype and phenotype correlation in von Hippel-Lindau disease based on alteration of the HIF-alpha binding site in

VHL protein. Genetics in medicine，2018，20（10）：1266-1273.

141.Wang J Y，Peng S H，Li T，et al. Risk factors for survival in patients with von Hippel-Lindau disease. Journal of medical genetics，2018，55（5）：322-328.

142.Yan H，Qiu J H，Ma Y N，et al. Next-generation sequencing verified by multiplex ligation-dependent probe amplification to detect a new copy number variations in a child with heterozygous familial hypercholesterolemia. Chinese medical journal，2020，134（7）：840-841.

143.Shuch B，Zhang J. Genetic predisposition to renal cell carcinoma：Implications for counseling，testing，screening，and management. Journal of clinical oncology，2018：JCO2018792523.

144. Allen R C，Webster A R，Sui R，et al. Molecular characterization and ophthalmic investigation of a large family with type 2A Von Hippel - Lindau disease. Archives of ophthalmology，2001，119（11）：1659-1665.

145. Raue F，Frank-Raue K. Genotype-phenotype correlation in multiple endocrine neoplasia type 2. Clinics（Sao Paulo），2012，67 Suppl 1（Suppl 1）：69-75.

146. Smith D P，Houghton C，Ponder B A. Germline mutation of RET codon 883 in two cases of de novo MEN 2B. Oncogene，1997，15（10）：1213-1217.

147. Trimboli P，Treglia G，Guidobaldi L，et al. Detection rate of FNA cytology in medullary thyroid carcinoma：a meta-analysis. Clinical endocrinology，2015，82（2）：280-285.

148. Giannetta E，Guarnotta V，Altieri B，et al. ENDO-CRINE TUMOURS：Calcitonin in thyroid and extra-thyroid neuroendocrine neoplasms：the two-faced Janus. European journal of endocrinology，2020，183（6）：r197-r215.

149. 中国抗癌协会家族遗传性肿瘤专业委员会.中国家族遗传性肿瘤临床诊疗专家共识（2021 年版）（5）—家族遗传性甲状腺癌.中国肿瘤临床，2022，49（1）：6-11.

150. Wells S A，Jr.，Asa S L，Dralle H，et al. Revised

american thyroid association guidelines for the management of medullary thyroid carcinoma. Thyroid, 2015, 25 (6): 567-610.

151. Drusbosky L M, Rodriguez E, Dawar R, et al. Therapeutic strategies in RET gene rearranged non-small cell lung cancer. Journal of hematology & oncology, 2021, 14 (1): 50.

152. Subbiah V, Hu M I, Wirth L J, et al. Pralsetinib for patients with advanced or metastatic RET-altered thyroid cancer (ARROW): a multi-cohort, open-label, registrational, phase 1/2 study. Lancet diabetes & endocrinology, 2021, 9 (8): 491-501.

153. Hińcza K, Kowalik A, Kowalska A. Current knowledge of germline genetic risk factors for the development of non-medullary thyroid cancer. Genes (Basel), 2019, 10 (7).

154. Srivastava A, Miao B, Skopelitou D, et al. A germline mutation in the POT1 gene is a candidate for familial non-medullary thyroid cancer. Cancers (Basel), 2020, 12 (6).

155. McKay J D, Thompson D, Lesueur F, et al. Evidence for interaction between the TCO and NMTC1 loci in familial non-medullary thyroid cancer. Journal of medical genetics, 2004, 41 (6): 407-412.

156. Yu Y, Dong L, Li D, et al. Targeted DNA sequencing detects mutations related to susceptibility among familial non-medullary thyroid cancer. Scientific reports, 2015, 5: 16129.

157. Peiling Yang S, Ngeow J. Familial non-medullary thyroid cancer: unraveling the genetic maze. Endocrine-related cancer, 2016, 23 (12): r577-r95.

158. Capezzone M, Marchisotta S, Cantara S, et al. Familial non-medullary thyroid carcinoma displays the features of clinical anticipation suggestive of a distinct biological entity. Endocrine-related cancer, 2008, 15 (4): 1075-1081.

159. 广东省医学教育协会甲状腺专业委员会，广东省基层医药学会细胞病理与分子诊断专业委员会. 甲状腺癌基因检测与临床应用广东专家共识（2020版）. 中华普通外科学文献, 2020, 14 (3): 161-

168.

160. Soura E, Eliades P J, Shannon K, et al. Hereditary melanoma: update on syndromes and management: genetics of familial atypical multiple mole melanoma syndrome. Journal of the american academy of dermatology, 2016, 74 (3): 395-407, quiz 8-10.

161. Merker V L, Esparza S, Smith M J, et al. Clinical features of schwannomatosis: a retrospective analysis of 87 patients. Oncologist, 2012, 17 (10): 1317-1322.

162. Leachman S A, Lucero O M, Sampson J E, et al. Identification, genetic testing, and management of hereditary melanoma. Cancer and metastasis reviews, 2017, 36 (1): 77-90.

163. Goldstein A M, Struewing J P, Chidambaram A, et al. Genotype-phenotype relationships in U.S. melanoma-prone families with CDKN2A and CDK4 mutations. Journal of the National Cancer Institute, 2000, 92 (12): 1006-1010.

164. Curiel-Lewandrowski C, Speetzen L S, Cranmer L,

et al. Multiple primary cutaneous melanomas in Li-Fraumeni syndrome. Archives of dermatology, 2011, 147 (2): 248-250.

165.Tan M H, Mester J L, Ngeow J, et al. Lifetime cancer risks in individuals with germline PTEN mutations. Clinical cancer research, 2012, 18 (2): 400-407.

166.Canto M I, Harinck F, Hruban R H, et al. International Cancer of the Pancreas Screening (CAPS) Consortium summit on the management of patients with increased risk for familial pancreatic cancer. Gut, 2013, 62 (3): 339-347.

167.Grover S, Syngal S. Hereditary pancreatic cancer. Gastroenterology, 2010, 139 (4): 1076-80, 80.e1-2.

168. Malkin D. Li-fraumeni syndrome. Genes Cancer, 2011, 2 (4): 475-484.

169.Schneider K, Zelley K, Nichols K E, et al. Li-Fraumeni Syndrome. In: Adam MP, Everman DB, Mirzaa GM, Pagon RA, Wallace SE, Bean LJH, et al., editors. GeneReviews (®). Seattle (WA): University of Washington, Seattle Copyright © 1993-2022, Uni-

versity of Washington, Seattle. GeneReviews is a regis-
tered trademark of the University of Washington, Seat-
tle. All rights reserved, 1993.

170. Kratz C P, Achatz M I, Brugières L, et al. Cancer
screening recommendations for individuals with Li-
Fraumeni syndrome. Clinical cancer research, 2017,
23 (11): e38-e45.

171. Gutmann D H, Aylsworth A, Carey J C, et al. The di-
agnostic evaluation and multidisciplinary management
of neurofibromatosis 1 and neurofibromatosis 2. Journal
of the american medical association, 1997, 278 (1):
51-57.

172. Farschtschi S, Mautner V F, McLean A C L, et al.
The neurofibromatoses. Deutsches arzteblatt internation-
al, 2020, 117 (20): 354-360.

173. Korfhage J, Lombard D B. Malignant peripheral nerve
sheath tumors: from epigenome to bedside. Molecular
cancer research, 2019, 17 (7): 1417-1428.

174. Lim J Y, Kim H, Kim Y H, et al. Merlin suppresses the
SRE-dependent transcription by inhibiting the activa-

tion of Ras-ERK pathway. Biochemical and biophysical research communications, 2003, 302 (2): 238-245.

175.Stratakis C A, Carney J A. The triad of paragangliomas, gastric stromal tumours and pulmonary chondromas (Carney triad), and the dyad of paragangliomas and gastric stromal sarcomas (Carney-Stratakis syndrome): molecular genetics and clinical implications. Journal of internal medicine, 2009, 266 (1): 43-52.

176.Dimaras H, Corson T W, Cobrinik D, et al. Retinoblastoma. Nature reviews disease primers, 2015, 1: 15021.

177. Knudsen E S, Pruitt S C, Hershberger P A, et al. Cell cycle and beyond: Exploiting new RB1 controlled mechanisms for cancer therapy. Trends in cancer, 2019, 5 (5): 308-324.

178.Perniciaro C. Gardner's syndrome. Dermatologic clinics, 1995, 13 (1): 51-56.

179.樊代明.整合肿瘤学.西安:世界图书出版社, 2021.

180.樊代明.中国肿瘤整合诊治指南.天津:天津科技出版社, 2022.